VOLLSTÄNDIGES KREBSDIÄT- KOCHBUCH UND LEITFADEN

Hungern Sie den Krebs aus, ohne sich selbst auszuhungern, und gewinnen Sie den Kampf - Gesunde, schmackhafte und nahrhafte Rezepte für die Krebsbehandlung und Genesung!

Friedrich Zimmermann

INHALTSVERZEICHNIS

EINFÜHRUNG

Im Sommer 2004 teilte mir mein Arzt mit, dass ich an Krebs im Spätstadium erkrankt sei und eine Überlebenschance von 15 % hätte. Ich wusste, dass ich nicht viel an meiner Krebserkrankung ändern konnte, aber ich war entschlossen, das Beste aus dem zu machen, was ich konnte, nämlich Ernährung und Bewegung. Ich begann sofort mit einer Langzeitstudie über Lebensmittel und ihre Verbindung zu Krebs. Dabei entdeckte ich Folgendes: Es ist wissenschaftlich erwiesen, dass einige Lebensmittel dazu beitragen, bestimmte Krebsarten zu vermeiden, während andere nachweislich dazu beitragen, bestimmte Krebsarten zu verursachen. In Studien wurde nachgewiesen, dass eine spezielle Ernährung Krebserkrankungen vorbeugt, aber nicht für andere Krebsarten... noch nicht. Bislang sind die Beweise für bestimmte Krebsarten also noch unklar, was aber nicht ausschließt, dass sie sich irgendwann in der Zukunft als positiv erweisen. In der Zwischenzeit ist es akzeptabel, sich so gesund wie möglich zu ernähren.

Zweifellos haben Sie dieses Buch in die Hand genommen, weil Sie Krebs haben oder jemanden kennen, der Krebs hat. Um ehrlich zu sein, wer hat das nicht? Die American Cancer Society behauptet, dass

Krebs ist der Sammelbegriff für mehr als 100 Krankheiten, bei denen Zellen in einem bestimmten Bereich des Körpers beginnen, sich unkontrolliert zu vermehren. Obwohl wir versuchen, sie im Alltag zu ignorieren, ist sie in Wirklichkeit eine Epidemie. Wir ignorieren sie und gehen um sie herum wie um einen Elefanten in der Mitte des Raumes, bis wir gezwungen sind, uns mit ihr zu befassen. Wir glauben, wenn wir ihn ignorieren, wird er verschwinden. Krebs bleibt das gefürchtete "C"-Wort. Jeder hat Angst, darüber zu sprechen oder zu diskutieren. Leider geht er nicht weg. Der Elefant wird nur immer größer. Ich höre das immer wieder: meine Mutter, meine Schwester, mein Schwiegervater, mein Kind, mein Hund... Diese Kreatur kann sich nicht wehren. Letztendlich wird es jeden von uns auf irgendeine Weise treffen.

Trotzdem gehen wir auf Zehenspitzen darum herum und denken, dass es uns nicht passieren wird, aber es kann passieren. Wenn sie eine beängstigende Diagnose erhalten, versuchen die meisten Menschen alles, um sich selbst zu helfen. Warum fangen Sie nicht jetzt damit an, bevor Sie das durchmachen müssen, was ich durchgemacht habe? Wollen Sie, dass Ihre Kinder das durchmachen müssen, was ich durchgemacht habe?

Jüngsten Forschungsergebnissen zufolge haben Sie als Frau, die dieses Buch liest, ein Risiko von einem Drittel, im Laufe Ihres Lebens an Krebs zu erkranken. und nicht Ihr Nachbar oder Ihr Arbeitskollege. Erwarten Sie also nicht, dass es immer jemand anderes sein wird. Die Wahrheit ist, dass Sie eine annehmbare Wahrscheinlichkeit haben, daran zu erkranken. Viel schlimmer ist es, wenn Sie ein Mann oder ein Baby sind. Die Chance, dass du gewinnst, liegt bei eins zu zwei. Kinder, die heute geboren werden, haben eine furchtbare 50/50-Chance, im Laufe ihres Lebens an Krebs zu erkranken, wenn nicht etwas geändert wird.

Es gibt etwas Licht inmitten der Finsternis. Einem Bericht zufolge, der in der Online-Zeitschrift Cancer (März 2012) veröffentlicht wurde, berichteten die United States Centers for Disease Control and Prevention, die American Cancer Society, das National Cancer Institute und die North American Association of Central Cancer Registries, dass die Sterberaten für alle Krebsarten, einschließlich der vier häufigsten (Lungen-, Darm-, Brust- und Prostatakrebs), von 1999 bis 2008 stetig zurückgegangen sind. Man geht davon aus, dass der Rückgang der Todesfälle und der Neuerkrankungen auf verbesserte wissenschaftliche Erkenntnisse über die Erkennung, Behandlung und Vorbeugung von Krebs zurückzuführen ist.

Das heißt nicht, dass wir dem gegenüber machtlos sind. Vor allem, wenn wir jetzt beginnen, vor der schrecklichen Diagnose, wenn wir noch in guter Verfassung sind. Man geht nicht mehr davon aus, dass Krebs ein zufälliges Ereignis ist oder dass er hauptsächlich durch Vererbung verursacht wird. In Wirklichkeit ist nur ein winziger Prozentsatz aller bösartigen Erkrankungen auf eine genetische Veranlagung unserer Vorfahren zurückzuführen. Viele Krebsarten werden durch Umweltfaktoren, schlechte Ernährung und Bewegungsmangel verursacht. Untersuchungen der Universität

Kopenhagen, die im März 1988 im New England Journal of Medicine veröffentlicht wurden, ergaben, dass bei Säuglingen, die nach der Geburt adoptiert wurden, die gleiche frühe Sterblichkeitsrate (einschließlich Krebs) auftrat wie bei ihren Adoptiveltern. Es wurde kein Zusammenhang zwischen der Sterblichkeitsrate von Säuglingen und den leiblichen Eltern festgestellt.

Vielleicht sagen Sie sich: "Wer sind Sie, mir zu raten, wie ich Krebs vermeiden kann?" Sie haben ihn! Das stimmt, ich hatte ihn, aber ich habe ihn nicht wiederbekommen, als die Chancen gegen mich standen - und ich glaube, es waren meine Ernährung und mein Sportprogramm, die mich davor bewahrt haben, dass es wieder passiert. Leider sind die wissenschaftlichen Erkenntnisse darüber, ob die Ernährung einen wesentlichen Beitrag zur Vorbeugung eines erneuten Auftretens von Krebs leisten kann, im Moment noch unklar. Dennoch hat die Amerikanische Krebsgesellschaft Empfehlungen für eine gesunde Lebensweise von Krebsüberlebenden veröffentlicht. Sie befürwortet diese Maßnahmen seit langem, um bestimmten bösartigen Erkrankungen vorzubeugen, und schlägt nun dieselben Standards für Krebsüberlebende vor, um ein Wiederauftreten von Krebs zu verhindern.

Sie raten, auf Zigaretten zu verzichten, ein gesundes Gewicht zu halten, sich zu bewegen, möglichst wenig zu sitzen und Obst, Gemüse und Vollkornprodukte zu verzehren. Sie raten auch, den Konsum von rotem Fleisch, verarbeitetem Fleisch und Alkohol zu reduzieren. Dies sind die gleichen Empfehlungen, die ich in meinem Ernährungsplan gebe.

Da es zahlreiche Belege dafür gibt, dass eine pflanzliche Ernährung das Krebsrisiko insgesamt senkt, entschied ich mich für Vorsicht, und die Amerikanische Krebsgesellschaft stimmt dem inzwischen zu. Daher beschloss ich, eine Diät zu entwerfen und einzuhalten, die sich auf Lebensmittel konzentriert, die nachweislich zur Krebsvorbeugung beitragen, auch wenn die wissenschaftlichen Studien über ihre Wirksamkeit bei der Vorbeugung von Rückfällen noch nicht abgeschlossen waren.

Die Wahrheit ist, dass wir nicht wissen, warum manche Menschen an Krebs erkranken und andere nicht, oder warum der Zeitpunkt so kritisch ist. In der Zwischenzeit liegt es auf der Hand, dass es im Kampf gegen die Krankheit hilft, den Körper so gesund wie möglich zu halten, auch vor, während und nach der Krebserkrankung. Obwohl die wissenschaftlichen Beweise noch ausstehen, glaube ich zum Beispiel, dass ein frischer Salat gesünder für den Körper und krebsvorbeugender ist als ein glasierter Krapfen.

Vor Jahren habe ich den Kopf in den Sand gesteckt und geglaubt, dass Krebs etwas ist, das anderen Menschen passiert und nicht mir. Ich war in meinen Vierzigern und etwas übergewichtig. Ich aß nicht schrecklich, aber meine Ernährung war auch nicht besonders gut. Ich trieb nicht viel Sport und stand in meinem Leben unter großem Stress. Ich habe mich ständig darüber informiert, welche Lebensmittel für mich schädlich und welche gesund sind, aber um ehrlich zu sein, ging alles zum einen Ohr rein und zum anderen wieder raus. Was werden sie mir als Nächstes sagen, was schrecklich für mich ist? Blah, blah, blah. Ich ging glücklich durchs Leben, aß, was mir gefiel, kaufte mit zunehmendem Alter Kleider in größeren Größen und dachte immer, das große C würde nicht an meine Tür klopfen. Rückblickend war es für mich nur eine Frage der Zeit.

Meine erste (falsche) Krebsfrüherkennung war ein Lymphom; da die Krankheit sich auf so viele Lymphknoten ausgebreitet hatte, erschien sie als Lymphom. Nach weiteren Tests wurde bei mir Eileiterkrebs im Spätstadium diagnostiziert. Mein Arzt gab an, dass ich nur noch eine 15-prozentige Chance auf Leben hätte. Sechs Monate später konnte ich die Krankheit nach einer Standardtherapie heilen (wie viele Frauen). Mein Arzt schätzte daraufhin die Wahrscheinlichkeit eines Rückfalls auf 75 %. Das ist der Grund, warum Eierstock-/Eileiterkrebs im Spätstadium so tödlich ist. Man kann sich davon erholen, aber es ist fast unmöglich, davon verschont zu bleiben. Es ist ziemlich ungewöhnlich, dass Frauen nach der Diagnose dieser Krankheit krebsfrei bleiben. Es ist selten, so lange krebsfrei zu bleiben.

Aufgrund der hohen Rückfallquote von Eierstock-/Eileiterkrebs in den ersten drei Jahren entwickeln Pharmaunternehmen

Medikamente zur Verhinderung von Rückfällen. Ich habe an einer klinischen Studie für eines dieser vielversprechenden Medikamente teilgenommen, die in Krankenhäusern im ganzen Land durchgeführt wurde. Leider wurde die Studie nach neun Monaten abgebrochen, weil sich herausstellte, dass das Medikament nicht wirkte - zu viele der an der Studie teilnehmenden Frauen hatten einen Rückfall erlitten. Ich war die einzige Frau in der Studie meines Krankenhauses, bei der das nicht der Fall war.

Ein Online-Freund, der ebenfalls an der wissenschaftlichen Studie teilnahm, sagte mir einmal: "Oh, ich könnte niemals auf Fleisch verzichten. Ich würde sterben, wenn ich kein Rindfleisch mehr essen müsste. Was sie hätte sagen sollen, war: "Ich werde sterben, wenn ich nicht auf Fleisch verzichte." Aber das tat sie nicht, und dann tat sie es doch. Ich bin mir also bewusst, dass ich eine zweite Chance im Leben bekommen habe. Ich war und bin immer noch krebsfrei, nachdem ich buchstäblich jahrelang meine Ernährung studiert und den Weg gelebt habe. Bei mir ist nie ein Rezidiv aufgetreten.

Es gibt viele wissenschaftliche Belege dafür, dass die richtige Ernährung Krebs vorbeugen kann, während eine falsche Ernährung Krebs verursachen kann. Obwohl die wissenschaftlichen Daten noch geteilt sind und die Forschung über Lebensmittel, die ein Wiederauftreten der Krankheit verhindern, noch nicht abgeschlossen ist, habe ich das Gefühl, dass meine Ernährung und mein Lebensstil mich krebsfrei halten. Obwohl die Chancen gegen mich standen, fühle ich mich heute genauso gut oder sogar besser als in meinen Zwanzigern. Wissenschaftliche Daten zeigen, dass eine gesunde Ernährung und regelmäßige Bewegung das Risiko, überhaupt an Krebs zu erkranken, erheblich verringern können.

Essen muss natürlich ein angenehmes sensorisches Erlebnis und gesund für den Körper sein. Also habe ich mir vorgenommen, ein Kochbuch mit leckeren Gerichten zu schreiben, das diejenigen anspricht, die gerne gut essen, und nicht ein Buch über gesunde Ernährung. Ich habe ein Kochbuch mit gewöhnlichen Lebensmitteln für den Familienalltag geschrieben, denn nicht jeder hat die Zeit oder das Geld, um in Bioläden oder auf Bauernmärkten einzukaufen, aber jeder ist dem Risiko ausgesetzt, an Krebs zu erkranken.

Ich habe schon immer gerne gegessen, und ich habe immer gerne gekocht! Ich bin ein ziemlicher Profi - ich habe lange Zeit in der Gastronomie gearbeitet, als Besitzer, Manager und Koch. Das Essen und ich sind langjährige Freunde. Ich habe meine Küche und mein Leben umgestellt, um mich auf die Krebsprävention zu konzentrieren. Das können Sie auch, mit ein wenig Mühe.

VORSCHLÄGE ZUR KREBSVORBEUGUNG UND LEBENSMITTELZUBEREITUNG

Ich halte mich von künstlichen Süßungsmitteln fern. Vorläufige Untersuchungen zu einigen von ihnen haben zwar ergeben, dass sie bei Ratten Krebs auslösen, aber weitere Untersuchungen haben gezeigt, dass sie bei Menschen keinen Krebs verursachen. Die Studien laufen noch, und ich möchte kein Risiko eingehen. Wir sind daran gewöhnt, übermäßig zuckerhaltige Mahlzeiten zu konsumieren, insbesondere in unserem Land. Ich versuche, mich biologisch zu ernähren, und habe mich an nicht zu süße Mahlzeiten gewöhnt (und mag sie inzwischen auch). Wozu also ein Risiko eingehen? Wer weiß, welche Ergebnisse die nächste Studie bringen wird?

Knoblauch enthält viele Verbindungen, die auf ihre krebshemmenden Eigenschaften hin untersucht wurden und werden. Gekochter Knoblauch hingegen verliert nachweislich seine potenziellen krebsbekämpfenden Eigenschaften. Zerdrücken, hacken oder zerkleinern Sie den Knoblauch, bevor Sie mit der weiteren Zubereitung des Gerichts fortfahren. Wenn Sie den zerdrückten Knoblauch auch nur 10 Minuten ruhen lassen, behält er seine potenzielle krebshemmende Wirkung während des Kochens.

Grillen und Anzünden des Grills ist etwas, das wir alle gerne tun. Beim Garen von Fleisch bei großer Hitze entstehen jedoch krebserregende Chemikalien, die als HCA (heterocyclische Amine) bekannt sind. HCAs werden mit Krebs in Verbindung gebracht. Dies gilt nicht nur für rotes Fleisch, sondern auch für Huhn und Fisch. Obst und Gemüse hingegen erzeugen keine HCAs. Grillen Sie also Ihr Obst und Gemüse nach Herzenslust, aber vermeiden Sie das Grillen von Fleisch. Wenn Sie jedoch darauf bestehen, Fleisch auf den Grill zu werfen, sollten Sie einige Sicherheitsvorkehrungen beim Grillen treffen, die Ihr Krebsrisiko senken können:

Vermeiden Sie das Aufflammen von Fett, das auf den Grill tropft, indem Sie Folgendes tun:

- Verwendung magerer Fleischstücke oder Meeresfrüchte.

- Halten Sie eine mit Wasser gefüllte Sprühflasche in der Nähe des Grills bereit und löschen Sie auflodernde Flammen, sobald sie entstehen.

- Legen Sie das Fleisch/den Fisch nicht direkt auf den Grill, sondern auf ein Stück Folie, in das einige Löcher gestanzt sind.

- Verwendung einer Marinade. Das Marinieren von Fleisch oder Fisch vor dem Grillen verringert die HCA-Bildung nachweislich erheblich.

- Vermeiden Sie, dass das Fleisch verkohlt oder verbrennt (oft hilft es, das Fleisch/den Fisch zu wenden).

- Die Kochzeit wird durch die Verwendung einer geringeren Menge verkürzt.

- Bereiten Sie das Fleisch zum Grillen vor, indem Sie es vorgaren.

- Beibehaltung einer niedrigen Hitzeeinstellung auf dem Grill.

Zwiebeln wirken nachweislich krebsvorbeugend, aber neue Forschungen gehen noch einen Schritt weiter: Die stärker riechenden Zwiebeln enthalten mehr Antioxidantien als die weicher schmeckenden. Schalotten, Western Yellow, New York Bold und Northern Red haben einen stärkeren Geschmack und einen höheren Gehalt an Antioxidantien. Empire Sweet, Western White, Peruvian Sweet, Mexico, Texas 1015, Imperial Valley Sweet und Vidalia hingegen sind süßer und enthalten weniger Antioxidantien.

Der prozentuale Anteil an ungesättigten und gesättigten Fettsäuren in Ölen ist sehr unterschiedlich. Ich verwende in der Regel Oliven- und Rapsöl, da sie reich an ungesättigten Fettsäuren und arm an gesättigten Fettsäuren sind.

Pestizide sollten vermieden werden, da einige von ihnen erwiesenermaßen Krebs verursachen. Außerdem erkranken Pestizidarbeiter mit größerer Wahrscheinlichkeit an bestimmten bösartigen Tumoren.

Körperliche Aktivität und regelmäßiger Sport sind für die Erhaltung einer guten Gesundheit unerlässlich. Die neueste Richtlinie lautet: 30 Minuten moderate bis intensive Bewegung pro Tag. Gehen und Radfahren sind Beispiele für moderate Bewegung. Schwimmen und Rennen sind Beispiele für intensive Bewegung. Der Konversationstest ist eine solide Faustregel. Sie bewegen sich mäßig, wenn Sie gut sprechen, aber nicht singen können. Sie trainieren intensiv, wenn Sie nur ein paar Worte sprechen können, ohne Luft zu holen. Machen Sie es sich zur Gewohnheit, mit einem Freund zu trainieren.

Salate sind köstlich, aber lassen Sie den Eisbergsalat weg. Die meisten Restaurants bieten heute Eisbergsalat an, obwohl dieser hauptsächlich aus Wasser besteht und wenig Nährwert hat. Verwenden Sie stattdessen herzhaftes Grünzeug wie Rucola, Kohl, Spinat, Grünkohl, Senf oder Brunnenkresse.

Tabakkonsum sollte unter allen Umständen vermieden werden. Nach Angaben des National Cancer Institute enthält Tabakrauch über 7.000 Verbindungen, von denen mindestens 250 als gefährlich bekannt sind. 69 der 250 identifizierten gefährlichen Stoffe sind krebserregend. Es gibt keinen Vorteil, wenn Sie es tun - tun Sie es nicht!

Dextrose, Fruktose, Fruchtsaftkonzentrate, Glukose, Honig, Laktose, Maltose, Melasse, Saccharose, Zucker (sowohl weiß als auch braun) und Sirup sind Beispiele für Zucker (sowohl Mais als auch Ahorn). Diese sollten vermieden oder in Maßen genossen werden. Wenn Sie sich etwas gönnen müssen, kombinieren Sie es mit Eiweiß, Fett oder Ballaststoffen. Einfachzucker werden vom Körper gesünder verdaut und erzeugen weniger Insulin, wenn sie auf diese Weise konsumiert werden. Am besten ist es, die Aufnahme dieser Zucker so weit wie möglich zu begrenzen. Obwohl einige meiner Rezepte eine kleine Menge braunen Zucker vorsehen, verwende ich natürlichen/rohen braunen Zucker, der nur geringfügig besser ist als brauner Zucker. Natürlicher brauner Zucker wird aus der anfänglichen Kristallisation des Zuckerrohrs gewonnen und ist daher nur minimal verarbeitet. Normaler brauner Zucker ist lediglich raffinierter weißer Zucker, dem Melasse zugesetzt wurde. Mäßigung ist wichtig. Maissirup mit hohem Fruchtzuckergehalt sollte auf jeden Fall vermieden werden.

Es ist noch nicht erwiesen, dass **Nahrungsergänzungsmittel** im Kampf gegen Krebs helfen. Zu diesem Thema gibt es noch keine gesicherten Erkenntnisse, da noch nicht genügend Daten gesammelt wurden. Einige hochdosierte Nahrungsergänzungsmittel können möglicherweise das Krebsrisiko erhöhen. Dies ist eine persönliche Entscheidung, die Sie erst nach gründlicher Recherche und Rücksprache mit Ihrem Arzt treffen sollten. Die beste Quelle für Vitamine und Mineralstoffe ist immer noch die Nahrung.

Sonnenbänke werden mit Krebs beim Menschen in Verbindung gebracht. Laufen Sie also in die andere Richtung - nicht spazieren! Benutzen Sie sie auf eigene Gefahr!

Antioxidantien können in allen Teesorten enthalten sein. Weißer und grüner Tee werden weniger verarbeitet als schwarzer Tee und haben einen höheren Gehalt an Antioxidantien. Es gibt widersprüchliche Beweise dafür, dass Tee zur Krebsvorbeugung beitragen kann. Im Labor hat sich gezeigt, dass Tee Krebs bekämpfen kann, aber die Ergebnisse von Studien am Menschen sind unterschiedlich ausgefallen. Als bei mir die Diagnose gestellt wurde, habe ich auf Kaffee verzichtet und bin auf grünen Tee umgestiegen. Es ist üblich, dass die Studien uneinheitlich sind. Ich würde lieber auf Nummer sicher gehen.

Gehen Sie auf Nummer sicher. Wenn es mir nachweislich nicht schadet, kann es mir nützen.

Gemüse ist köstlich, aber seine Zubereitung kann verwirrend sein. Brassica-Gemüse, darunter Brokkoli, Rosenkohl, Blumenkohl und Grünkohl, hat sich in Laborversuchen als krebsvorbeugend erwiesen. Jüngste Forschungen haben jedoch gezeigt, dass das

Kochen die krebsbekämpfenden Eigenschaften dieser Gemüsesorten erheblich beeinträchtigt. Dämpfen, unter Rühren braten oder in der Mikrowelle zubereiten ist die bessere Methode.

Grüne Bohnen, Rote Bete und Knoblauch behielten bei den meisten Garverfahren in den Tests ihren Antioxidantiengehalt bei. Artischocken waren jedoch das einzige Gemüse, das seinen hohen Gehalt an Antioxidantien über alle Garverfahren hinweg beibehielt.

Vitamin D kann bei der Behandlung einiger bösartiger Erkrankungen von Nutzen sein. Vitamin D wird über Hautkontakt mit Sonnenlicht, Nahrungsergänzungsmittel und die Ernährung aufgenommen. Dennoch enthalten nur wenige Lebensmittel Vitamin D. Vitamin D ist in Lachs, Sardinen, Makrele, Lebertran und angereicherten Lebensmitteln wie Milch und Getreide enthalten. Die Vitamin-D-Debatte sollte mit Ihrem Arzt besprochen werden, da die empfohlenen Vitamin-D-Werte je nach Geschlecht und Alter unterschiedlich sind.

Viele Ärzte halten die derzeit empfohlenen Dosen für unzureichend und plädieren für höhere Werte. Sonnenbestrahlung ist eine der besten Methoden zum Erwerb von Vitamin D. Dennoch gibt es viele Variablen, darunter dunkle Haut, Alter (ältere Menschen haben eine geringere Umwandlung in ihrer Haut, um Vitamin D zu bilden), Genetik, Fettleibigkeit und einige Medikamente, die die Fähigkeit des Körpers, Vitamin D zu bilden, verringern. Gleichzeitig verhindert Sonnenschutzmittel die Vitamin-D-Produktion in der Haut. Das ist alles ein wenig verwirrend, und wer weiß das schon so genau? Eine endgültige Lösung scheint es hier nicht zu geben. Es empfiehlt sich daher eine persönliche Untersuchung und ein Gespräch mit Ihrem Arzt.

LEBENSMITTEL ZUM AUSPROBIEREN

Ich versuche, diese Lebensmittel in meine regelmäßige Ernährung einzubeziehen, aber konsultieren Sie immer zuerst Ihren Arzt oder einen professionellen Ernährungsberater, um sicherzustellen, dass sie für Sie und Ihre besonderen Ernährungsbedürfnisse geeignet sind. So gibt es zum Beispiel eine Debatte über den Verzehr von Soja, wenn Sie eine Vorgeschichte von Brust- oder anderen hormonbedingten Krebserkrankungen haben, eine Debatte über die Vorteile und Gefahren des Rotweinkonsums und eine Debatte über die Auswirkungen bestimmter Fette (Omega-3-Fettsäuren) auf bestimmte bösartige Erkrankungen.

Ich empfehle Ihnen daher, zusätzlich zur Konsultation Ihres Arztes einige zusätzliche Studien zu Ihrer täglichen Ernährung durchzuführen. Diese Lebensmittel haben in wissenschaftlichen Studien bewiesen, dass sie bei der Krebsbekämpfung helfen, und ich versuche, sie regelmäßig zu verzehren.

Beeren sind reich an Antioxidantien und eine gute Quelle für viele Verbindungen, die offenbar zur Krebsprävention beitragen.

Zitrusfrüchte enthalten Limonoide, das sind chemische Stoffe, die in den Schalen enthalten sind. Vorläufige Studien unter Laborbedingungen haben gezeigt, dass Limonoide Krebs verhindern und aufhalten können.

Das Molekül Indol-3-Carbinol, kurz I3C, ist in Kreuzblütengemüse wie Kohl, Brokkoli, Grünkohl, Mangold, Blumenkohl, Rosenkohl und Kohlrabi enthalten. Forschungsergebnissen zufolge fördert I3C einen Prozess, der als Apoptose bekannt ist, d. h. die Beseitigung geschädigter Zellen aus Ihrem Körper. Forscher haben auch gezeigt, dass I3C das Wachstum von Krebszellen verhindert.

Dunkle Schokolade enthält viele Antioxidantien. Es muss sich um dunkle Schokolade handeln, nicht um Milchschokolade, und sie muss mindestens 70 % Kakao enthalten. Wenn auf der Verpackung

Zartbitterschokolade angegeben ist, ohne den Kakaogehalt zu nennen, enthält sie höchstwahrscheinlich nicht mindestens 70 % Kakao. Bevor Sie sich zu sehr auf den Verzehr dieser Mahlzeit freuen, sollten Sie daran denken, dass Mäßigung das A und O ist. Dunkle Schokolade ist zwar gesundheitsfördernd, enthält aber auch viel Fett und Kalorien. Es wird nicht empfohlen, mehr als 1½ Unzen pro Tag zu trinken.

Forschungen zufolge schützt **Knoblauch** vor Magenkrebs und senkt das Risiko, an Dickdarmkrebs zu erkranken. Wenn Knoblauch jedoch gehackt und dann schnell gekocht wird, verliert er seine potenzielle krebshemmende Wirkung. Bereiten Sie daher immer zuerst den Knoblauch zu. Lassen Sie den geschnittenen Knoblauch mindestens zehn Minuten ruhen, bevor Sie ihn zerdrücken, hacken oder zerkleinern und in ein Gericht geben. Studien zufolge behält der Knoblauch selbst bei einer kurzen Ruhezeit einen Großteil seiner Nährstoffe.

Grüner und weißer Tee enthalten zwei Verbindungen: Epigallocatechingallat (EGCG) und Epigallocatechingallat (EGCC) (EGC). Im Labor wurde nachgewiesen, dass diese Stoffe zur Krebsvorbeugung beitragen.

Kräuter und Gewürze sind oft reich an Antioxidantien. So enthält beispielsweise ein Esslöffel Oregano die gleiche Menge an Antioxidantien wie ein mittelgroßer Apfel. Jüngste Forschungen haben außerdem gezeigt, dass Oregano deutlich mehr Antioxidantien enthält als Knoblauch, der schon lange für seine antioxidativen Eigenschaften bekannt ist.

- Zu den frischen Kräutern mit dem höchsten Gehalt an Antioxidantien gehören Oregano, Salbei, Pfefferminze, Thymian, Zitronenmelisse und Majoran.

- Gewürznelken, Piment, Zimt, Rosmarin, Thymian, Majoran, Safran, Oregano, Estragon und Basilikum sind die getrockneten Kräuter mit der höchsten antioxidativen Aktivität.

Omega-3-Fettsäuren werden als EFAs (essentielle Fettsäuren) eingestuft. EFAs sind für die menschliche Gesundheit unerlässlich, können aber vom Körper nicht selbst hergestellt werden. Daher müssen sie über die Nahrung aufgenommen werden. Fisch und einige Pflanzenöle enthalten Omega-3-Fettsäuren. Omega-3-Fettsäuren sind in Walnüssen, Lachs, Sojabohnen, Heilbutt, Garnelen, Tofu, Winterkürbis, Schnapper, Jakobsmuscheln und Nahrungsergänzungsmitteln enthalten. Wenn Sie wie ich Nahrungsergänzungsmittel einnehmen, sollten Sie darauf achten, dass sie dem International Fish Oil Standards Program entsprechen.

Zwiebeln sind reich an Antioxidantien, und je stärker die Zwiebel ist, desto mehr Antioxidantien enthält sie. Die meisten Flavonoide sind in Schalotten und Western Yellow (ein in Zwiebeln vorkommendes Antioxidans) enthalten. Außerdem haben Untersuchungen ergeben, dass Schalotten, Northern Red, Western Yellow und New York Bold Zwiebeln das beste Potenzial haben, die Entstehung von Krebs zu verhindern.

Rotwein hat eine hohe Konzentration an physiologisch aktiven sekundären Pflanzenstoffen, insbesondere Anthocyanen.

Polyphenole sind Chemikalien, denen eine krebshemmende Wirkung zugeschrieben wird. Mäßigung ist jedoch wichtig. Ich trinke nicht mehr ein Glas Wein von 3 bis 4 Unzen zu meinem Abendbrot. Die Forschung hat gezeigt, dass übermäßiger Alkoholkonsum mit einer Reihe von Krebsarten in Zusammenhang steht. Dennoch hat der maßvolle Genuss von Rotwein erhebliche gesundheitliche Vorteile.

Sojamahlzeiten sind reich an sekundären Pflanzenstoffen, und eine Art von sekundären Pflanzenstoffen, die Isoflavone, kann nachweislich auf verschiedene Weise zur Krebsbekämpfung beitragen. Isoflavone kommen nur in Sojabohnen und Sojaprodukten wie Tofu, Sojamilch, Tempeh und texturiertem Sojaprotein vor.

Kurkuma ist ein Gewürz, das in Indien weit verbreitet ist. Forschungsergebnissen zufolge hat es krebshemmende Eigenschaften und das Potenzial, die Entstehung von Krebs und Metastasen zu verhindern. Wenn ich an einem bestimmten Tag nicht mit diesem Gewürz koche, gebe ich es in eine Gelkapsel und nehme es als Nahrungsergänzungsmittel ein.

Generell sind alle **Obst- und Gemüsesorten** gesund und sollten in Ihrer Ernährung enthalten sein. Obwohl die in der obigen Liste aufgeführten Lebensmittel nachweislich zur Krebsvorbeugung beitragen, sind alle Gemüsesorten gesund für Sie und sollten in Ihrer Ernährung enthalten sein. Mischen Sie es und genießen Sie es! Denken Sie daran, dass sekundäre Pflanzenstoffe ausschließlich in Pflanzen vorkommen, und Untersuchungen zeigen, dass Ihr Krebsrisiko umso geringer ist, je mehr sekundäre Pflanzenstoffe Sie zu sich nehmen.

VERMEIDETE NAHRUNGSMITTEL

Untersuchungen haben ergeben, dass **rotes Fleisch** (Rind, Lamm und Schwein) Darmkrebs, Prostatakrebs, Brustkrebs und Lymphome verursachen kann. Außerdem enthält Fleisch, das bei hohen Temperaturen gegrillt, geschwärzt oder verkocht wurde, wahrscheinlich Karzinogene (krebserregende Stoffe).

Verarbeitetes Fleisch: Laut dem zweiten Expertenbericht des American Institute for Cancer Research und des World Cancer Research Fund ist verarbeitetes Fleisch wahrscheinlich die Ursache für viele Arten von Darmkrebs. Krebserregende Stoffe entstehen, wenn Fleisch durch Räuchern, Pökeln, Salzen und Zugabe von chemischen Konservierungsstoffen haltbar gemacht wird. Hot Dogs, Schinken, Speck, Salami, Würstchen und Mittagsmahlzeiten sind verarbeitete Fleischsorten.

Zucker: Manche Menschen glauben, dass Zucker Krebs fördert. Das ist nicht richtig. Ein übermäßiger Verzehr von nicht nahrhaftem Zucker und raffinierten, einfachen Kohlenhydraten kann das insulinähnliche Wachstum (IGF) erhöhen und die Zellen zum Wachstum anregen. IGF ist ein natürlicher und wesentlicher Bestandteil des menschlichen Körpers. Ein Zuviel an IGF ist jedoch schädlich.

In erster Linie sollten Sie Ihren Zuckerkonsum einschränken - keine Softdrinks, keine Backwaren und kein Junkfood. Versuchen Sie, verarbeitete Mahlzeiten unbedingt zu vermeiden. Raffinierter Zucker sollte vermieden werden. Vermeiden Sie einfache Kohlenhydrate, die sich im Körper schnell in Zucker umwandeln, wie Weißbrot, Kekse, Süßigkeiten und Marmelade. Essen Sie stattdessen mehr komplexe Kohlenhydrate wie Vollkornprodukte, Obst, Gemüse, Bohnen und Hülsenfrüchte.

Fette können ein heikles Thema sein. Eine Ernährung mit einem hohen Anteil an gesättigten Fettsäuren wird mit der Entstehung vieler Krankheiten, einschließlich Krebs, in Verbindung gebracht. Andererseits schützt eine Ernährung, die reich an ungesättigten Fetten und wenig gesättigten Fetten ist, nachweislich vor verschiedenen Krankheiten, darunter auch Krebs. Mit anderen Worten: Essen Sie Gemüse statt Fleisch!

Fette sind für unseren Körper notwendig, und die Omega-3-Fettsäuren werden im Abschnitt "Zu genießende Lebensmittel" erwähnt. Eine fettarme Ernährung wird jedoch mit der Krebsprävention in Verbindung gebracht. Versuchen Sie daher, Ihren Fettkonsum auf nicht mehr als 20 % Ihrer gesamten täglichen Nahrungsaufnahme zu beschränken.

Milchprodukte (außer entrahmte oder fettfreie), Margarine, Schmalz, tierische Fette (außer Fisch) und pflanzliche Öle sind allesamt Fette, die man vermeiden sollte (außer Oliven- und Rapsöl). Das bedeutet, dass Sie die meisten Backwaren und Snacks meiden sollten, es sei denn, sie werden auf gesunde Weise zubereitet.

Omega-6-Fettsäuren werden ebenfalls als EFA (essenzielle Fettsäuren) eingestuft; ihr Verzehr erfordert jedoch ein empfindliches Gleichgewicht, da bestimmte Omega-6-Fettsäuren schädlich sind, wenn sie im Übermaß verzehrt werden. Dies gilt insbesondere für Linolsäure, die in einer Vielzahl von Pflanzenölen enthalten ist. Da wir in den Vereinigten Staaten so viel Junk Food konsumieren, ist unsere Ernährung zu reich an Omega-6-Fetten. Eine ausgewogene Ernährung, die verschiedene Lebensmittel mit einem hohen Anteil an Omega-3- und Omega-6-Fettsäuren enthält, ist für eine optimale Gesundheit unerlässlich. Das Verhältnis zwischen Omega-6- und Omega-3-Fettsäuren sollte jedoch etwa 3:1 betragen. In den Vereinigten Staaten kann das Verhältnis bis zu 50:1 betragen! Ist es da verwunderlich, dass wir uns in einer Krebsepidemie befinden? Vermeiden Sie entzündungsfördernde, raffinierte und hydrierte Omega-6-Fettsäuren, die in Mais-, Soja-, Sonnenblumen- und Distelöl sowie in Margarine enthalten sind. Sie können Omega-6-Fettsäuren aus Olivenöl, Mandeln, Sojabohnen und Walnüssen gewinnen, aber denken Sie daran, dass Ausgewogenheit der Schlüssel zu Omega-6-Fettsäuren ist.

Salz: Laut dem zweiten Expertenbericht des American Institute for Cancer Research und des World Cancer Research Fund kann Salz nachweislich Magen- und Leberkrebs verursachen, insbesondere durch den Verzehr von salzkonservierten, gesalzenen oder salzigen Lebensmitteln. Sie raten dazu, weniger als 2 Gramm Salz pro Tag aus allen Quellen zu konsumieren. Lesen Sie die Lebensmitteletiketten und beschränken Sie Ihre Salzaufnahme auf nicht mehr als 2.000 Milligramm (2 Gramm) pro Tag. Dies entspricht etwas weniger als einem Teelöffel Salz. Darüber hinaus sollten Personen im Alter von 51 Jahren oder älter, Afroamerikaner und Personen mit Bluthochdruck, Diabetes oder chronischen Nierenerkrankungen laut USDA nicht mehr als 1500 mg pro Tag zu sich nehmen.

Ich glaube, dass die Operation und die Chemotherapie meinen Krebs geheilt haben, aber die Umstellung meiner Ernährung hat verhindert, dass er zurückkehrt.

FRÜHSTÜCK

French Toast mit Füllung

Sie werden feststellen, dass dieser Teil sehr kurz ist. Das liegt daran, dass ich, wie die meisten Menschen, jeden Tag das gleiche Frühstück hatte. Normalerweise esse ich eine Schüssel Vollkornmüsli mit Banane, Beeren und Sojamilch. Dafür gibt es zwei Gründe: An Wochentagen muss ich mich morgens schnell für die Arbeit fertig machen, und Vollkornmüsli und Obst sind gesünder. Am Wochenende, wenn ich mehr Zeit habe, mag ich mehr Abwechslung und Spaß bei meinem Frühstück. Aber auch hier gilt, dass ich es nur in Maßen tue.

Das Problem bei den meisten traditionellen Frühstücksgerichten ist, dass sie viel ungesunde Fette, verarbeitetes Fleisch und Süßigkeiten enthalten. Aber wir können trotzdem lecker frühstücken, keine Sorge! Die Gerichte in diesem Abschnitt sind gesündere Abwandlungen alter Lieblingsgerichte.

Florentiner englische Muffins mit Eiweiß

So können Sie Ihre Lust auf Eggs Benedict befriedigen, ohne Ihre Gesundheit zu gefährden. Im Gegenteil, diese mit Spinat gefüllten Sandwiches sind ein angenehmer Sonntagmorgengenuss!

- 2 englische Muffins (Vollkorn)

- 1/4 Tasse geriebener Käse (teilentrahmter Mozzarella, Veggie- oder Sojakäse)

- 2 Esslöffel Rapsöl

- 4 Tassen locker verpackter, gehackter frischer Spinat

- 8 große Eiweiß

- 1 Esslöffel gehackte Pimentkörner

- 1 Teelöffel Speisestärke

- 34 Tasse fettfreie Milch

- 1 Teelöffel frischer Zitronensaft

- 1 Esslöffel frisch gehackt

- Petersilie, glattblättrig

- mit Salz und Pfeffer gewürzt

- Mit Rapsöl besprühen

Den Backofen auf 250°F vorheizen. Die Muffins nach dem Zerteilen leicht rösten. Die Stücke nebeneinander auf ein Backblech legen. Den Käse gleichmäßig auf den Muffins verteilen und zum Schmelzen in den Ofen geben.

Spinat in 1 Esslöffel Rapsöl in einer mittelgroßen Pfanne bei mittlerer bis hoher Hitze anbraten, bis er welk wird. Beiseite stellen und mit Salz und Pfeffer abschmecken.

Eine weitere mittelgroße Pfanne bei niedriger Hitze aufstellen und mit Rapsölspray bestreichen. Das Eiweiß einrühren. Die gehackten Pimentkörner über die Eier streuen. Die Pfanne mit einem Deckel abdecken, bis die Eier gar sind (damit die Eier schön fluffig werden). Den Deckel abnehmen, den Herd ausschalten und die Pfanne beiseite stellen.

Servieren Sie die Muffins mit dem sautierten Spinat darauf. Auf den Spinat die Eier legen. Das Backblech wieder in den Ofen schieben, damit es warm bleibt.

Maisstärke und 1 Esslöffel Rapsöl in einem kleinen Topf verquirlen, bis sich die Maisstärke auflöst. Eine Pfanne bei starker Hitze erhitzen. Die Milch vorsichtig und unter ständigem Rühren hinzufügen, bis die Flüssigkeit zu kochen beginnt und eindickt. Die Hitze auf niedrige Stufe reduzieren und 1 Minute lang unter ständigem Rühren weiterkochen. Die Pfanne vom Herd nehmen. Den Zitronensaft und die Petersilie einrühren - mit Salz und Pfeffer abschmecken.

Die Muffins aus dem Ofen nehmen und auf Serviertellern anrichten. Die weiße Soße gleichmäßig auf den Muffins verteilen. Als Beilage frisches Obst der Saison servieren.

Wenn die weiße Soße zu dick wird, etwas mehr Milch einrühren. Wenn die Sauce nicht sofort serviert wird, dickt sie ein.

Für 4 Personen

Florentiner Eier

Dieses Gericht erfüllt mir den Wunsch nach einem ganzen Ei bei Gelegenheit. Es schmeckt reichhaltig und lecker und ist gleichzeitig fettarm. Früher hätte ich am Morgen zwei Eier gegessen. Jetzt reicht mir ein einziges... und das nur bei seltenen Gelegenheiten.

- 2 Esslöffel Rapsöl

- 2 Esslöffel grob gehackte Zwiebel

- 4 Tassen locker verpackter, gehackter frischer Spinat

- 2 Esslöffel Käse, geraspelt (teilentrahmter Mozzarella, Gemüse oder Soja)

- 1 Teelöffel Speisestärke

- 34 Tasse fettfreie Milch

- 1 Teelöffel geriebene fettarme

- Der Parmesankäse

- 1 Esslöffel frisch gehackt

- Petersilie, glattblättrig

- mit Salz und Pfeffer gewürzt

- Mit Rapsöl besprühen

- zwei Eier

- mit Salz und Pfeffer gewürzt

1. Den Ofen auf 250°F vorheizen. In einer mittelgroßen Pfanne die Zwiebeln in 1 Esslöffel Rapsöl bei mittlerer bis hoher Hitze anbraten. Unter gelegentlichem Rühren kochen, bis die Zwiebeln weich sind. Den Spinat hinzufügen und köcheln lassen, bis er welk wird - mit Salz und Pfeffer abschmecken. Die Spinatmischung gleichmäßig auf zwei ofenfeste Auflaufformen (oder auf 2 ofenfeste Teller) verteilen. Jede Spinatmischung in den vorgeheizten Backofen schieben und mit 1 Esslöffel geriebenem Käse belegen.

2. Maisstärke und 1 Esslöffel Rapsöl in einem kleinen Topf verquirlen, bis sich die Maisstärke auflöst. Eine Pfanne bei starker Hitze erhitzen. Die Milch vorsichtig und unter ständigem Rühren hinzufügen, bis die Flüssigkeit zu kochen beginnt und eindickt. Die Hitze auf niedrige Stufe reduzieren und 1 Minute lang unter ständigem Rühren weiterkochen. Die Pfanne vom Herd nehmen. Den Parmesankäse und die Petersilie einrühren. Mit Salz und Pfeffer abschmecken. Beiseite stellen.

3. Sie verwenden ein Rapsölspray, beschichten eine antihaftbeschichtete Pfanne. Eine Pfanne auf sehr niedrige Hitze stellen und 2 Eier hineinschlagen, dabei darauf achten, dass das Eigelb nicht zerbricht. Zugedeckt kochen, bis die Eier gar sind, das Eigelb aber noch weich ist. Nehmen Sie den Deckel von den Eiern und schalten Sie die Hitze in der Pfanne aus.

4. Den Spinat vorsichtig aus dem Ofen nehmen. Auf jeden Teller 1 Ei auf den Spinat legen. Die Sauce gleichmäßig über jedes Ei verteilen. Sofort servieren.

Für 2 Personen

Burrito zum Frühstück

Dieser Burrito ist schnell und einfach zubereitet und kann sogar unterwegs gegessen werden, wenn man die Soße am Ende weglässt.

- 1 mittelgroße gewürfelte Zwiebel

- ½ mittlere gewürfelte grüne Paprika

- 1½ mittelgroße gewürfelte rote Paprika

- 1 gewürfelte Tomate

- 2 ganze Eier + 8 Eiweiß (verquirlt)

- 4 Vollkorntortillas aus Mehl, 10 Zoll.

- 4 oz. geriebener Käse (teilentrahmter Mozzarella, Gemüse oder Soja)

- mit Salz und Pfeffer gewürzt

- ¼ Teelöffel grob gehackte scharfe Chilischote (optional)

- Mit Rapsöl besprühen

- ½ Tasse Salsa

- 1 geschälte und in Scheiben geschnittene Avocado

- ½ Tasse fettarmer Naturjoghurt

Den Backofen auf 300°F vorheizen. Eine mittelgroße Pfanne großzügig mit Rapsöl einsprühen. Zwiebeln, Paprika und Tomaten in der besprühten Pfanne anbraten, bis die Zwiebeln glasig und die Paprika weich sind (etwa 5 Minuten). Kochen, bis die Eier gar sind. Falls gewünscht, mit Chilischoten würzen. Nach Belieben mit Salz und Pfeffer würzen. Die Tortillas in der Mikrowelle oder auf dem Herd erwärmen. Eine erwärmte Tortilla mit der Eimischung und dem Käse füllen. Die Tortilla zu einem Burrito aufrollen. Zum Schmelzen des Käses die Burritos 3 Minuten in den vorgeheizten

Backofen geben. Aus dem Ofen nehmen und mit Salsa und Avocado darauf servieren. Als Beilage fettfreien Joghurt servieren.

Für 4 Personen

Omelette Veggie Eiweiß

Durch das Abdecken des Omeletts wird der Dampf eingeschlossen und das Omelett bleibt fluffig. Sie werden das Eigelb überhaupt nicht vermissen!

- 1 kleine Zwiebel, grob gewürfelt

- ½ rote Paprika, grob gehackt

- 1 Tasse geschnittene Champignons

- 1 mittelgroße Tomate, grob zerkleinert

- ½ fein gehackter grüner Pfeffer

- 5 Eiweiß + 1 ganzes Ei

- 2 Esslöffel glatte Petersilie, gehackt

- 1 Esslöffel geriebener Parmesankäse (fettarm)

- mit Salz und Pfeffer gewürzt

- Mit Rapsöl besprühen

- ¼ Tasse Salsa (wahlweise)

1. Eine mittelgroße, mit Rapsölspray besprühte Pfanne bei mittlerer Hitze erhitzen. Braten, bis die Zwiebeln, Paprika und Pilze weich sind (etwa 5 Minuten). Nach Belieben mit Salz und Pfeffer würzen. Weitere 2 Minuten kochen, dann vom Herd nehmen. Eiweiß und Ei in einer mittelgroßen Schüssel schaumig schlagen, dann in eine mittelgroße, mit

Rapsölspray beschichtete Pfanne geben. Erhitzen Sie die Pfanne bei niedriger Hitze. Mit einem dicht schließenden Deckel abdecken. Wenn die Eier zu kochen begonnen haben, aber noch weich sind, das gekochte Gemüse hinzufügen und mit Petersilie und Parmesan bestreuen.

2. Den Deckel wieder aufsetzen und köcheln lassen, bis die Eier gar sind. Das Omelett mit einem Spatel zusammenklappen. Wenn gewünscht, halbieren und mit Salsa servieren.

Für 2 Personen

Pizza zum Frühstück

Das ist ein großartiges Frühstück oder Abendessen, was das betrifft!

- Ein ½-Zoll ausgerollt

- Pizzateig aus Vollkornmehl

- Bestäuben mit Maismehl

- 1 Esslöffel Rapsöl

- ½ mittelgroße, gehackte rote Zwiebel

- ½ Tasse geschnittene frische Champignons

- 2 Tassen gehackter frischer Spinat

- 1 vorgekochte Backkartoffel, in 12-Zoll-Stücke geschnitten

- 6 Eiweiß

- 2 Esslöffel fein gehackt

- Petersilie, glattblättrig

- eine Vierteltasse geriebener Käse (teilentrahmter Mozzarella, Veggie- oder Sojakäse)

- Mit Rapsöl besprühen

- Gewürzt mit Salz und Pfeffer

- ½ Tasse Salsa (wahlweise)

- Flocken von scharfem Pfeffer (optional)

1. Heizen Sie den Ofen auf 400°F vor. Etwas Maismehl auf eine Pizzaschaufel streuen. Rollen Sie den Pizzateig aus und legen Sie ihn auf die Schaufel. Wenn Sie keine Pizzaschaufel haben, legen Sie den Pizzateig auf ein Kühlgestell, das mindestens so groß ist wie der ausgerollte Teig.

2. Schieben Sie den Teig mit dem Teigschaber direkt auf das Backblech in der Mitte des Ofens. Wenn Sie ein Abkühlgitter verwenden, stellen Sie es in die Mitte des Ofens. 3 Minuten backen oder bis der Teig etwas fest ist. Sobald der Belag auf der Pizza ist, können Sie sie einfach von der Schaufel oder dem Kühlrost nehmen. Nehmen Sie den Teig aus dem Ofen, wenn er etwas hart ist. Schalten Sie den Ofen nicht aus.

3. In einer mittelgroßen Pfanne die Zwiebeln in Rapsöl karamellisieren (ca. 20 Minuten, die Zwiebeln sollten weich und leicht braun sein). Pilze, Spinat und Kartoffeln in einer Schüssel mischen. Kochen, bis der Spinat verwelkt ist und die Kartoffeln etwas Farbe angenommen haben. Unter ständigem Rühren weiter kochen, bis das Eiweiß verrührt ist. Nach Belieben mit Salz und Pfeffer würzen.

4. Die Eimischung gleichmäßig auf dem Pizzateig verteilen, dabei auf beiden Seiten einen Rand von 1/2 Zoll frei lassen. Nach Belieben mit gehackter Petersilie und Käse garnieren. Wieder in den Ofen schieben und 7-10 Minuten backen, bis die Kruste knusprig ist und der Käse geschmolzen ist. Aus dem Ofen nehmen, in Scheiben schneiden und servieren!

Nach Belieben mit Salsa und scharfen Paprikaflocken garnieren.

Für 2 Personen

Pfannkuchen mit Maismehl

Zum Frühstück esse ich fast immer Müsli mit Beeren und Sojamilch. Am Wochenende mag ich manchmal Pfannkuchen als Belohnung. Hier ist eine gesündere Alternative, die ich ohne schlechtes Gewissen genießen kann.

- 1 Tasse Maismehl (gelb)

- ½ TASSE WEIZENVOLLKORNMEHL

- ½ Tasse Haferflocken

- 1 Esslöffel roher brauner Zucker

- 1 Esslöffel Backpulver

- 1 Teelöffel Meersalz

- 2 Eiweiß

- 1 Becher fettarmer Naturjoghurt

- ½ Tasse fettfreie Milch

- Mit Rapsöl besprühen

1. Heizen Sie einen Grill oder eine große Pfanne bei mittlerer Hitze vor. Wenn ein paar Wassertropfen auf dem Grill oder der Pfanne tanzen, ist sie fertig.

2. Die trockenen Zutaten gut mischen. Das Eiweiß, den Joghurt und die Milch unterrühren, bis alles gut vermischt ist. Fügen Sie nur so viel Milch hinzu, wie Sie für den

gewünschten Teig benötigen. Ein dünner Teig ergibt dünnere Pfannkuchen, ein dickerer Teig ergibt dickere Pfannkuchen.

Für 4 Personen

Einen heißen Grill oder eine Pfanne mit Rapsöl einsprühen. Für jeden Pfannkuchen 2 Teelöffel Teig in die Pfanne geben, dabei schubweise vorgehen. Auf beiden Seiten goldbraun backen, etwa 2 Minuten auf jeder Seite. Da diese Pfannkuchen kein Öl enthalten, müssen Sie den Grill nach jeder Portion erneut mit Rapsöl besprühen. Mit einem Kompott aus frischem Obst servieren.

Für 4 Personen

Kompott aus frischen Früchten

Dies ist ein großartiger gesunder Ersatz für Sirup auf Pfannkuchen oder French Toast. Er ist reich an Antioxidantien, warm, einladend und lecker!

- 1 Tasse Heidelbeeren, frisch

- 1 Tasse geschnittene frische Erdbeeren

- 1 in Scheiben geschnittene Banane

- 1 gewürfelter Pfirsich

- 1 Teelöffel gemahlener Zimt

- ½ Zitronensaft

- Mit Rapsöl besprühen

1. Eine mittelgroße Pfanne mit Rapsölspray einsprühen und alle Zutaten hineingeben. Bei schwacher Hitze kochen, bis die Sauce eindickt und alle Zutaten miteinander verschmolzen sind. Mit Maismehlpfannkuchen,

Haferkuchen oder gefülltem French Toast servieren.

Für 4 Personen

Grünes Omelett

Dieses Omelett enthält so viel krebsbekämpfenden Brokkoli und Spinat, dass ich es eigentlich "Antioxidantien-Omelett" nennen sollte! Mit Salsa garniert sieht es nicht nur schön aus, sondern schmeckt auch köstlich.

- 1 Esslöffel Rapsöl

- 1 Tasse Brokkoli, fein gehackt

- 1 Handvoll gehackte Frühlingszwiebeln

- 2 ganze Eier + 5 Eiweiß

- ¼ Tasse fettfreie Milch

- 1 Tasse gehackter Spinat

- ¼ Tasse gehackte glatte Petersilie

- Mit Rapsöl besprühen

- ½ Tasse Salsa zum Garnieren (optional)

Rapsöl in einer kleinen Pfanne bei mittlerer Hitze erhitzen. In der Pfanne den Brokkoli und die Frühlingszwiebeln 4-5 Minuten sautieren, oder bis die Zwiebeln glasig werden. Dann die Pfanne vom Herd nehmen.

Eiweiß, Eier und Milch in einer Rührschüssel vermengen. Eine mittelgroße, mit Rapsölspray besprühte Pfanne bei niedriger Hitze erhitzen. Die Eier hineingießen. Nach etwa 1 Minute, wenn die Eier zu kochen beginnen, das Gemüse auf eine Seite der Pfanne schichten. Mit einem dicht schließenden Deckel auf kleiner Flamme weitergaren. So können sich die Eier aufblähen. Wenn

Wenn das Omelett fertig gegart ist, die Seite ohne Füllung auf die Seite mit der Füllung wenden. Nehmen Sie die Pfanne vom Herd. Mit Salsa oder in Scheiben geschnittenen Tomaten an der Seite servieren.

Für 2 Personen

Rührei mit indischen Gewürzen

Hier ist eine neue Variante des klassischen Rühreis. Kurkuma, das derzeit in mehreren Studien untersucht wird, steht nach Ansicht einiger Forscher im Verdacht, die Entwicklung verschiedener Krebsarten zu verhindern oder zu verzögern.

- 1 mittelgroßes ungeschältes ungeschältes ungeschältes ungeschältes ungeschältes ungeschältes ungeschältes

- 1 mittelgroße, grob gewürfelte Zwiebel

- 1 Tasse gehackter frischer Spinat

- 2 mittelgroße gewürfelte Tomaten

- 6 Eiweiß

- ½ Teelöffel Currypulver

- ½ Teelöffel Kurkuma

- ¾ Teelöffel Kreuzkümmel

- 1 Esslöffel gehackter Koriander

- Mit Rapsöl besprühen

Eine mittelgroße Pfanne gut mit Rapsölspray einsprühen, bevor die Kartoffeln und Zwiebeln hineingegeben werden. Kochen, bis die Kartoffeln goldgelb und die Zwiebeln glasig sind (etwa 10 Minuten).

Den Spinat und die Tomaten unterrühren, bis der Spinat welk wird. In einer mittelgroßen Schüssel Eiweiß, Curry, Kurkuma und Kreuzkümmel verrühren. In der Pfanne gründlich vermischen. Bei schwacher Hitze kochen, bis die Eier vollständig gar sind. Mit frischem Koriander garnieren. Heiß servieren.

Für 2 Personen

Auflauf mit Hash Browns und Eiern

Ich esse nicht sehr oft Eier, aber dies ist eine halbwegs gesunde Variante eines fettigeren Originals. Aufläufe mit Eiern enthalten wegen der Zugabe von Käse und Wurst oft viel Fett. Deshalb verwende ich hauptsächlich Eiweiß und fettarmen Käse. Dies ist kein Wochenendessen, aber es ist ein wunderbares Gericht für Gäste, denn es kann am Vortag zubereitet, in Frischhaltefolie eingewickelt und am nächsten Morgen gebacken werden. Bevor sie abreisen, fragen meine Gäste immer nach dem Rezept!

- 2 Esslöffel Rapsöl
- 1 große geschnittene Zwiebel
- 1 gehackte grüne Paprika
- 1 gehackte rote Paprika
- 2 Tassen geschredderte weiße Kartoffeln, ungeschält
- 2 Tassen geschälte und geraspelte Süßkartoffeln
- ½ Eiweiß + 4 Eier
- 1 Liter fettfreie Milch
- ¼ Tasse glatte Petersilie, gehackt

- 1 Tasse geriebener Käse (teilentrahmter Mozzarella, Gemüse- oder Sojakäse)

- ¼ Tasse fettarmer geriebener Parmesan

- Mit Rapsöl besprühen

- Gewürzt mit Salz und Pfeffer

2. Den Ofen auf 350°F vorheizen. Die geraspelten Kartoffeln mit einem Papiertuch trocken tupfen.

3. In einer großen Pfanne das Rapsöl erhitzen und die Zwiebel, den grünen Pfeffer und die rote Paprika hinzufügen. Kochen, bis das Gemüse weich ist. Beiseite stellen.

4. Eine große Pfanne oder Bratpfanne mit Rapsölspray bestreichen. Beide Arten von Kartoffelraspeln hineingeben. Während die Kartoffeln kochen, mit Salz und Pfeffer würzen. 10 Minuten bei mittlerer Hitze kochen, dann die Kartoffeln umdrehen und weitere 10 Minuten kochen. Beiseite stellen, wenn sie weich sind.

5. Die ganzen Eier, das Eiweiß und die Milch in einer Rührschüssel vermengen. Die Petersilie hinzufügen und gut verrühren.

6. Eine 9 x 13 große Auflaufform mit Rapsölspray einsprühen. Den Boden der Auflaufform mit Röstkartoffeln bedecken. Auf die Kartoffeln die gebratenen Zwiebeln und Paprika schichten. Den zerkrümelten Käse über das Gemüse streuen. Gießen Sie die Eimischung über den Auflauf, so dass er vollständig bedeckt ist. Mit Parmesankäse bestreuen.

7. Mit Alufolie bedeckt 45 Minuten im vorgeheizten Ofen garen. Die Folie entfernen und weitere 15 Minuten köcheln lassen, bis die Kartoffeln weich sind. Sofort servieren.

Für 6-8 Personen

Pfannkuchen mit Haferflocken

Da sie ohne die üblichen Fette und Süßigkeiten zubereitet werden, sind diese Pfannkuchen frei von Schuldgefühlen. Nach ein paar Pfannkuchen wollen Sie vielleicht gar nicht mehr die normale Variante essen!

- ½ Tasse Soja- oder fettfreie Milch

- ½ Teelöffel Essig

- 1 Tasse weißes Weizenvollkornmehl

- 1 Tasse Hafer, altmodisch

- 1 Esslöffel roher brauner Zucker

- 1 Teelöffel Backpulver

- ¼ Teelöffel Salz

- 2 große, leicht geschlagene Eiweiße

- 1 Becher fettarmer Naturjoghurt

- Mit Rapsöl besprühen

Heizen Sie einen Grill oder eine große Pfanne bei mittlerer bis hoher Hitze vor. Wenn ein paar Wassertropfen auf der Oberfläche tanzen, ist sie fertig. Gießen Sie den Essig in die Milch, um einen Buttermilchersatz herzustellen. Beiseite stellen.

Mehl, Haferflocken, Zucker, Backpulver und Salz in einer großen Schüssel mischen. In einer separaten kleinen Schüssel das Eiweiß, die gefälschte Buttermilch und den Joghurt vermischen. Die feuchten Zutaten zu den trockenen Zutaten gießen und gut vermischen.

Rapsöl besprüht die heiße Grillplatte oder Pfanne. Nacheinander, damit das Öl nicht anbrennt, für jeden Pfannkuchen 2 Teelöffel Teig auf einen Rost oder eine Pfanne geben. Backen Sie die

Pfannkuchen, bis sie auf beiden Seiten goldbraun sind, etwa 2 Minuten auf jeder Seite. Da diese Pfannkuchen kein Öl enthalten, müssen Sie die Pfanne oder den Bräter nach jedem Durchgang erneut mit Rapsöl besprühen. Mit einem Kompott aus frischem Obst servieren.

Für 3-4 Personen

Heißes Müsli mit Vollkorn

Bereiten Sie das Frühstück für eine Woche im Voraus vor und bewahren Sie es im Kühlschrank auf, um morgens Zeit zu sparen.

4 Tassen Wasser

- ½ Tasse geschroteter Vollkornweizen

- ½ Tasse Haferflocken

- 1 Teelöffel gemahlener Zimt

- ¼ Tasse Rosinen

Wasser in einem großen Topf zum Kochen bringen und Haferflocken, Weizen und Zimt in einer Rührschüssel vermischen. Die Hitze auf ein leichtes Köcheln reduzieren und abdecken. 20-30 Minuten köcheln lassen, bis das Wasser aufgesogen ist und das Getreide die richtige Konsistenz erreicht hat. Die Rosinen gut unterrühren. Vom Herd nehmen und sofort servieren oder abkühlen lassen und in einem luftdicht verschlossenen Glas im Kühlschrank aufbewahren. Vor dem Servieren das Gericht wieder aufwärmen.

Beim Wiederaufwärmen etwas Wasser zum Verdünnen hinzufügen.

Für 6-8 Personen

Pfannkuchen mit Ricotta und Heidelbeeren

Dies ist ein herrliches, einzigartiges Sonntagmorgenessen, das sich ideal eignet, um Gäste zu bewirten. Die Blaubeeren sind heiß und saftig, und die Pfannkuchen sind leicht und fluffig. Blaubeeren machen diese Pfannkuchen nicht nur zu einem köstlichen Vergnügen, sondern haben in jüngsten Forschungen auch gezeigt, dass sie Krebszellen unterdrücken können.

- 1 Tasse Soja- oder fettfreie Milch

- 1 Zitrone Saft

- ¼ Tasse weißes Weizenvollkornmehl

- ¼ Tasse schnelle Haferflocken

- 1 Teelöffel brauner Zucker, roh

- 1 Teelöffel Backpulver

- ½ Teelöffel Backpulver

- ½ Teelöffel gemahlene Muskatnuss

- ½ Teelöffel Salz

- ¾ Tasse Ricotta-Käse, fettfrei oder teilentrahmt

- die Schale von 1 Zitrone

- ¼ cc Orangensaft

- 2 Eiweiß, groß

- ½ Teelöffel Vanilleextrakt

- ¾ Tasse Heidelbeeren, frisch oder gefroren (nicht aufgetaut)

- Mit Rapsöl besprühen

Den Backofen auf 250°F vorheizen. Durch Auspressen einer Zitrone in der Milch eine falsche Buttermilch herstellen. Beiseite stellen.

Heizen Sie einen Grill oder eine große Pfanne bei mittlerer bis hoher Hitze vor. Wenn du ein paar Wassertropfen auf den Grill oder die Pfanne gibst, tanzt das Wasser.

In einer großen Rührschüssel die trockenen Zutaten (Mehl, Haferflocken, Zucker, Backpulver, Natron, Salz und Muskatnuss) vermischen. Dann in einer separaten Schüssel Ricotta, falsche Buttermilch, Zitronenschale, Orangensaft, Eiweiß und Vanilleextrakt verquirlen. So lange schlagen, bis er gut vermischt und schaumig ist. Anschließend die trockenen und feuchten Zutaten in einer Rührschüssel vermengen. Die Blaubeeren sollten zu diesem Zeitpunkt untergehoben werden.

Sprühen Sie die Grillplatte oder Pfanne mit Rapsölspray ein, sobald sie erhitzt ist. Für jeden Pfannkuchen sofort 1/4 Tasse Teig auf die Grillplatte geben, damit das Öl nicht anbrennt. Den Pfannkuchen backen, bis die Unterseite goldbraun ist und sich an der Oberseite Blasen bilden. Wenn sich Blasen bilden, die Pfannkuchen wenden und weitere 2-3 Minuten auf der anderen Seite backen. Wiederholen Sie den Vorgang mit jeder neuen Ladung und sprühen Sie die Pfanne mit Rapsölspray ein, bis alle Pfannkuchen aufgebraucht sind.

Während die nächste Charge gart, stellen Sie die fertigen Pfannkuchen sofort auf den Ofenrost. Diese Pfannkuchen sind von Natur aus feucht, und die zusätzliche Garzeit im Ofen bei mäßiger Temperatur trocknet sie auf die ideale Konsistenz aus. Sofort mit frischem Obstkompott servieren.

Es werden 18 Pfannkuchen hergestellt.

Französischer Toast mit Füllung

Dies ist ein reichhaltiges, köstliches Dessert, das sehr einfach zuzubereiten ist. Vor Jahren ging ich in Wichita, Kansas, in ein kleines Restaurant, das ein erstklassiges Erdnussbutter-Gelee-

Sandwich mit Bananen und Mandeln anbot. Dies ist meine leichtere Version. Das Obst im Brot wird warm und breiig, und im Inneren befinden sich viele gesunde Dinge. Heidelbeeren, Walnüsse, Zimt und Mandelbutter enthalten viele Antioxidantien, die vor Krebs schützen können.

- 4 Scheiben Vollkorn- oder Vollweizenbrot

- 4 Esslöffel Mandelbutter

- 2 Bananen, der Länge nach in dünne Scheiben geschnitten

- 4 große Erdbeeren, in dünne Scheiben geschnitten

- ½ Tasse Heidelbeeren, frisch

- 2 Eier

- 1 Tasse Soja- oder fettfreie Milch

- 1 Teelöffel gemahlener Zimt

- ½ Teelöffel Salz

- ½ Teelöffel Mandelextrakt

- die Schale von 1 großen Orange

- Schale von 1 großen Zitrone

- ¼ Tasse geröstete, gehackte Walnüsse

- eine Prise Puderzucker (optional)

- Mit Rapsöl besprühen

Verteilen Sie die Mandelbutter gleichmäßig auf vier Brotscheiben, damit der French Toast zusammenhält. Als Nächstes legen Sie die in Scheiben geschnittenen Bananen auf die Mandelbutter auf zwei Brotscheiben. Als Nächstes legen Sie die in Scheiben geschnittenen Erdbeeren auf die Bananenscheiben und dann die Heidelbeeren auf die Erdbeeren.

Aus dem mit Mandelbutter bestrichenen Brot und dem mit Obst belegten Brot zwei Sandwiches machen. Die Sandwiches leicht zusammendrücken, damit sie zusammenbleiben, wenn sie in die Eimischung getaucht werden. Schneiden Sie das Sandwich diagonal in Viertel.

Ei, Milch, Zimt, Salz und Mandelextrakt in einer mittelgroßen Rührschüssel verquirlen. Die Sandwichviertel vollständig mit der Eimischung bestreichen.

Heizen Sie einen Grill oder eine Pfanne auf mittlere bis hohe Hitze vor. Besprühen Sie die vorbereitete Pfanne mit Rapsölspray, wenn Sie den French Toast darauf legen wollen. Die getauchten Sandwich-Viertel auf den Grill oder die Pfanne legen und 3 Minuten auf jeder Seite braten, dabei einmal wenden, bis sie auf beiden Seiten goldbraun sind.

Nach dem Backen mit den Zesten und gerösteten Walnüssen bestreuen. Falls gewünscht, dünn mit Puderzucker bestreuen. Mit einem Kompott aus frischen Früchten servieren.

Für 2-3 Personen

SNACKS UND SMOOTHIES

Smoothie mit Ananas, Banane und Kakao

Leider sind Zwischenmahlzeiten oft unsere moderne Ernährungskatastrophe. Wir haben eine Vorliebe für Lebensmittel, die süß, salzig und reich an raffinierten und gehärteten Omega-6-Fettsäuren sind (zu vermeidende Lebensmittel). Es ist an der Zeit, das zu ändern und unseren Gaumen auf gesündere Versionen unserer Lieblingssnacks für zwischendurch umzustellen.

Meistens knabbere ich rohe Nüsse wie Mandeln oder Walnüsse oder selbstgemachtes Popcorn, das ohne Butter oder schädliche Öle hergestellt wird. Wenn ich etwas anderes möchte, greife ich auf meine neuen Favoriten zurück, wie Smoothies, gefrorene Früchte und geröstete Kichererbsen.

Smoothies sind sehr einfach zuzubereiten. Geben Sie einfach die Zutaten in einen Mixer, fügen Sie Eis hinzu und mixen Sie sie, bis sie glatt und eisig sind. Leider enthalten viele Smoothies, insbesondere die in Coffee Shops gekauften, verstecktes Fett und Zucker. Auch wenn auf den Schildern der Geschäfte steht, dass sie gesund sind, ist das nicht immer der Fall.

Dies sind eine Handvoll meiner Lieblings-Smoothie-Rezepte, obwohl Smoothies eine vielseitige Mahlzeit sein können. Was auch immer Sie an Obst oder Getränken im Kühlschrank haben, daraus lässt sich bestimmt ein leckerer Snack zaubern. Betrachten Sie diese Rezepte als einen Ausgangspunkt. Beginnen Sie mit meinen Vorschlägen und lassen Sie dann Ihrer Kreativität freien Lauf, um etwas Flüssiges zu zaubern!

Smoothie mit Mandelbutter

Mandelbutter ist ein ernährungsphysiologisches Kraftpaket, da sie ausschließlich aus Mandeln besteht. Mandeln haben einen niedrigen Gehalt an gesättigten Fettsäuren (die schlechten), einen hohen Gehalt an einfach ungesättigten Fettsäuren (die gesunden) und keine Transfette (die schlechten). Dieser Smoothie hat den Geschmack eines dicken, köstlichen Shakes.

- 1 Becher fettarmer Naturjoghurt

- 1 Tasse Milch (fettfrei, Soja- oder Mandelmilch)

- 1 Banane, geschält, in Scheiben geschnitten und gefroren

- 2 Esslöffel Mandelbutter

- 1 Teelöffel Ahornsirup

- ½ Teelöffel gemahlener Zimt

- 1 Tasse Eiswürfel

- Alle Zutaten in einem Mixer pürieren, bis sie glatt sind.

- **Für 2 Personen**

Smoothie mit Aprikosen und Ananas

Aprikosen sind reich an den Vitaminen A und C sowie an Beta-Carotin. Die Aprikose ist also eine kleine Frucht mit einem großen Nährwert.

- ½ Tasse ungesüßte zerdrückte Ananas aus der Dose

- 3 entsteinte frische Aprikosen oder 3 getrocknete Aprikosen

- 2 große Erdbeeren, die Spitzen abgeschnitten

- ½ Banane, geschält, geviertelt und gefroren

- 1 Becher fettarmer Naturjoghurt

- 1 Tasse Eiswürfel

Alle Zutaten in einem Mixer pürieren, bis sie glatt sind.

Für 2 Personen

Smoothie mit Mango

Mangos sind reich an sekundären Pflanzenstoffen, Ballaststoffen und Vitaminen und enthalten wenig Fett. Mangos enthalten außerdem Beta-Carotin, das in Studien nachweislich dazu beiträgt, das Auftreten einiger bösartiger Erkrankungen zu verringern. Wenn Sie eine davon trinken, werden Sie sich wie im Tropenurlaub fühlen!

- 1 große Orange, geschält und entkernt

- 1 geschälte, in Scheiben geschnittene und gefrorene frische Mango

- 1 geschälte, gedrittelte und gefrorene Banane

- 1 Becher fettarmer Naturjoghurt

- 1 Tasse fettfreie Milch oder Sojamilch ¾ -1 Tasse

Für diesen Smoothie müssen Sie die Mango und die Banane im Voraus einfrieren. Anstatt Eis zu verwenden, dickt das gefrorene Obst den Smoothie ein.

Alle Zutaten in einem Mixer pürieren, bis sie glatt sind. Die für die gewünschte Konsistenz erforderliche Menge Milch hinzufügen.

Für 2 Personen

Smoothie mit Bananen und Orangen

Bananen werden oft als "ideales Obst" bezeichnet, und sie sind zweifellos eines der beliebtesten. Sie enthalten viele Ballaststoffe, Kalium und Vitamin C. Orangen sind ebenfalls reich an Vitamin C, Kalzium, Beta-Carotin und anderen Mineralien. Dies ist ein einfaches, altmodisches Bananen-Smoothie-Rezept, das an einem heißen Sommertag satt macht. Doch manchmal ist es besser, die Dinge einfach zu halten.

- 1 Banane, geschält und gedrittelt

- 1 große (oder 2 kleine) Orange, geschält, entkernt und geviertelt

- ¼ cc Orangensaft

- 1 Becher fettarmer Naturjoghurt

- 1 Tasse Eiswürfel

Alle Zutaten in einem Mixer pürieren, bis sie glatt sind.

Für 2 Personen

Smoothie mit Beeren

Beeren werden von vielen als Superfood angesehen. Forschungsergebnissen zufolge haben Beeren einen der höchsten Gehalte an Antioxidantien aller Lebensmittel und enthalten sekundäre Pflanzenstoffe, die zur Krebsprävention beitragen.

- 1 Tasse frisch gepresster Orangensaft

- 1 Becher fettarmer Naturjoghurt

- 1 Tasse Erdbeeren, frisch

- 1 Tasse Heidelbeeren, frisch

- ½ Tasse reife Himbeeren

- 1 Tasse Eiswürfel

Alle Zutaten in einem Mixer pürieren, bis sie glatt sind.

Für 2 Personen

Smoothie mit Ananas, Banane und Kakao

Dies ist ein köstlicher, dickflüssiger Smoothie, der wie ein Schokoladenshake schmeckt. Legen Sie einfach alle überreifen Bananen in den Gefrierschrank und bewahren Sie sie auf, wenn Sie diesen Smoothie zubereiten möchten. Als Nächstes öffne ich eine Dose Ananas, teile sie in zwei Gefrierbeutel und friere sie ein, bis sie gebraucht werden.

- 1 gefrorene reife Banane

- ¾ Tasse ungesüßte gefrorene Ananasstücke (frisch, aus der Dose oder verpackt)

- 1 Becher fettarmer Naturjoghurt

- 1 Tasse Soja- oder fettfreie Milch

- 1 Esslöffel Kakaopulver, ungesüßt

- 1 Teelöffel Ahornsirup

- 1 Teelöffel Vanilleextrakt

- 4 Eiswürfel

Alle Zutaten in einem Mixer pürieren, bis sie glatt sind.

Für 2 Personen

Smoothie mit Grünkohl

Grünkohl mag in einem Smoothie seltsam erscheinen, aber in Kombination mit gefrorenen Früchten funktioniert er wirklich gut. Grünkohl stärkt nachweislich das Immunsystem und verringert das Risiko, an verschiedenen bösartigen Krankheiten zu erkranken. Außerdem ist es eine lustige Art, Kreuzblütler zu konsumieren!

- 1 geschälte, gedrittelte und gefrorene Banane

- 10 Grünkohlblätter, bei denen eine große Ader in der Mitte entfernt wurde

- 1 geschälte, gewürfelte und gefrorene Mango

- 1 Tasse geschälte, gewürfelte und gefrorene Ananas

- 1 Tasse Eiswürfel

- 1 Tasse frisch gepresster Orangensaft

- 1 Tasse Ananaspüree

- Alle Zutaten in einem Mixer pürieren, bis sie glatt sind.

Für 2 Personen

Garbanzobohnen, geröstet

Kichererbsen sind reich an Ballaststoffen und Eiweiß und haben in Tests gezeigt, dass sie einigen bösartigen Erkrankungen vorbeugen können. Außerdem sind diese kleinen Bohnen reich an Mineralien. Diese Bohnen sind ein köstlicher Snack für sich allein oder auf einem frischen Salat.

- 2 Dosen (15 oz.) Kichererbsen (garbanzo beans)

- 2 Esslöffel Kreuzkümmel

- 2 Teelöffel granulierter Knoblauch

- 1 Esslöffel Chilipulver

- 4 Teelöffel Olivenöl

- Mit Rapsöl besprühen

- Gewürzt mit Salz und Pfeffer

Den Backofen auf 375°F vorheizen. Die Kichererbsen abtropfen lassen und mit kaltem Wasser gut abspülen. Die Bohnen mit einem Papiertuch abtrocknen, bis kein Wasser mehr vorhanden ist und die Bohnen vollständig trocken sind.

Kichererbsen mit Olivenöl und Gewürzen in einer mittelgroßen Schüssel mischen. Ich verwende Rapsölspray und bestreiche ein Backblech. In einer einzigen Schicht auf dem Backblech verteilen. 45 Minuten backen, dabei regelmäßig umrühren, bis sie leicht gebräunt und knusprig sind.

Nach Belieben mit Salz und Pfeffer würzen.

Für 3-4 Personen

Smoothie mit Pfirsichen

Wegen ihrer Kerne werden Pfirsiche auch als Steinobst bezeichnet. Steinobst ist reich an Phenolen (organische Chemikalien), die in Laboruntersuchungen gegen Brustkrebszellen ermutigend wirken.

- 2 entsteinte, in Stücke geschnittene, gefrorene Pfirsiche

- 1 Becher fettarmer Naturjoghurt

- ½ Tasse frisch gepresster Orangensaft

- ½ Tasse Soja- oder fettfreie Milch

- 1 Teelöffel Ahornsirup

- 1 Tasse Eiswürfel

Alle Zutaten in einem Mixer pürieren, bis sie glatt sind.

Für 2 Personen

Trail Mix ist ein gesunder Snack.

Eine selbst gemachte Studentenfuttermischung ist einfach und schmeckt besser als eine gekaufte. Hier ist Maßhalten angesagt. Auch wenn die Komponenten nahrhaft sind, enthalten Mandeln und dunkle Schokolade viele Kalorien. Die Aufrechterhaltung eines gesunden Gewichts ist für die Krebsprävention von entscheidender Bedeutung.

- ½ Tasse schnellkochende Haferflocken

- 1 Teelöffel gemahlener Zimt

- Mit Rapsöl besprühen

- ½ Tasse ungekochte Mandeln

- ½ Tasse ungekochte Walnüsse

- ½ Tasse geröstete Pekannüsse

- ½ Tasse Rosinen

- ½ Tasse ungekochte Sonnenblumenkerne

- 2 oz. dunkle Schokolade

- Kakao mit einem Kakaogehalt von 70% oder mehr, ¼-Zoll-Stücke

Den Backofen auf 350°F vorheizen. Zimt und Haferflocken in einer kleinen Schüssel mischen. Damit der Zimt an den Haferflocken haften bleibt, diese mit Rapsölspray besprühen. Gründlich vermischen. Die Haferflocken gleichmäßig auf einem Backblech verteilen. Auf einem anderen Blech die Mandeln und Walnüsse gleichmäßig verteilen. Beide Bleche im vorgeheizten Backofen 10-15 Minuten lang rösten. Achten Sie darauf, dass sie nicht überhitzen. Das Blech aus dem Ofen nehmen. 1 Minute lang abkühlen lassen.

In einer mittelgroßen Rührschüssel Haferflocken, Mandeln und Walnüsse vermischen. Anschließend die Pekannüsse, Rosinen und Sonnenblumenkerne in einer Schüssel mischen. Gründlich vermischen. Zum Schluss die Schokolade hinzufügen und gründlich vermischen. Da die Nüsse noch heiß aus dem Ofen kommen, wird die Schokolade etwas schmelzen und kleine, leckere Klümpchen bilden. Die Mischung gleichmäßig auf einem der Keksbleche verteilen und abkühlen lassen, bis die Schokolade fest geworden ist. Wenn die Schokolade ausgehärtet ist, kann sie aus dem Kühlschrank genommen werden.

Er dient 12 Personen.

BROT

KORNBREAD

Irish Soda Bread (Vollkornbrot)

Das meiste massenproduzierte, verarbeitete Brot ist heutzutage nährstofflos und enthält unnötige Chemikalien und Zusatzstoffe. Wenn Sie das nächste Mal einkaufen gehen, sollten Sie sich die Nährwertangaben auf einem Brot ansehen. Das Brot enthält höchstwahrscheinlich Maissirup mit hohem Fruchtzuckergehalt, andere Süßstoffe und eine ganze Reihe von Chemikalien. All dies ist in Ihrem Brot enthalten und gelangt in Ihren Körper. Nein, danke!

Wenn Sie sich dafür entscheiden, Brot zu kaufen, anstatt es zu backen, sollten Sie die Etiketten lesen. Viele neue handwerklich hergestellte Brote werden mit wenigen Zutaten, einschließlich Vollkorn, zubereitet und sind dafür gedacht, gekauft und sofort verzehrt zu werden, anstatt tagelang im Regal zu liegen.

Wenn es die Zeit erlaubt, sollten Sie versuchen, Ihr Brot selbst zu backen, um unnötige Zutaten und Chemikalien zu vermeiden. Brotbacken ist einfach und erfordert keine körperliche Anstrengung. Bei Hefeteig gibt es zwar eine Wartezeit, aber der Aufwand ist gering.

Die Brote in dieser Rubrik werden mit anderen Mehlen als Weißmehl und mit wenig oder gar keinem pflanzlichen Öl oder Butter hergestellt. Einige sind Snackbrote, andere sind Sandwichbrote, wieder andere eignen sich hervorragend als Beilage. Bitte beachten Sie, dass keines dieser Brote, auch nicht das Kaffeekuchenbrot, sehr süß ist. Zucker ist in meinem Abschnitt "Zu vermeidende Lebensmittel" enthalten. Deshalb verwende ich sie sparsam oder gar nicht. Wie ich bereits in der Einleitung erwähnt habe, werden Sie umso weniger Lust auf zuckerhaltige, süße Lebensmittel haben, je mehr Sie sie meiden.

Es ist wichtig zu beachten, dass der Kaloriengehalt auch dann berücksichtigt werden muss, wenn die Brote mit gesunden Bestandteilen hergestellt werden. Laut dem zweiten Expertenbericht des American Institute for Cancer Research und des World Cancer Research Fund gibt es deutliche Hinweise darauf, dass Körperfett das Risiko für einige bösartige Erkrankungen erhöht. Sie raten den Menschen, ein gesundes Körpergewicht zu halten. Es gibt keinen Grund, völlig auf Brot zu verzichten. Mäßigung ist wichtig.

Für meine Brotrezepte verwende ich weißes Vollkornmehl. Es wird aus weißem Sommerweizen und nicht aus rotem Weizen hergestellt. Es ähnelt der Textur von herkömmlichem weißem Allzweckmehl. Im Gegensatz zu Weißmehl werden ihm jedoch nicht die Kleie und der Keim entzogen, so dass es weiterhin einen hohen Nährstoffgehalt aufweist. Heutzutage sollte es in Ihrem Lebensmittelgeschäft leicht zu finden sein.

Kehren wir zurück zum Brot als dem Stab des Lebens und nicht als dem Schaft der Existenz.

Muffins mit Äpfeln, Karotten und Rosinen

Dieses Muffin-Rezept enthält keine Transfette. Stattdessen sorgen das Apfelmus und der Joghurt für Feuchtigkeit. Einige Studien haben gezeigt, dass eine fettreiche Ernährung das Krebsrisiko erhöht.

- 2 Tassen weißes Weizenvollkornmehl

- 1 Tasse schnelle Haferflocken

- 1 Tasse Kleie (Hafer oder Weizen)

- 1 Esslöffel Backpulver

- 1 Teelöffel Zimtpulver

- 1 Teelöffel gemahlene Muskatnuss

- ½ Teelöffel gemahlene Nelken

- 1 Teelöffel Meersalz

- 1 große geriebene Karotte

- 2 Äpfel, geschält und grob gewürfelt

- Eine Tasse Rosinen

- ¼ Tasse Apfelmus, ungesüßt

- 1 Becher fettarmer Naturjoghurt

- 2 Eiweiß

- 1 Teelöffel Vanilleextrakt

- Mit Rapsöl besprühen

Den Ofen auf 375°F vorheizen. Mehl, Haferflocken, Kleie, Backpulver, Gewürze und Salz in einer Rührschüssel mischen.

sowie Salz Karotten, Äpfel und Rosinen in einer Rührschüssel vermengen. Apfelmus, Joghurt, Eiweiß und Vanilleextrakt unterrühren, bis alles gut vermischt ist.

Zwei ½-Tassen-Muffinförmchen mit Rapsölspray besprühen und dann jedes Förmchen zu 34 Prozent füllen. 20 bis 23 Minuten backen, oder bis ein Messer in der Mitte sauber herauskommt. 5 Minuten in der Form auf einem Gitterrost abkühlen lassen. Nehmen Sie die Muffins aus dem Ofen und lassen Sie sie etwas abkühlen. Heiß servieren.

Es werden 24 Muffins hergestellt.

Bananen-Zimt-Brot

Zimt, das scheinbar harmlose kleine Gewürz in Ihrem Küchenschrank, kann helfen, Ihren Blutzucker zu kontrollieren, Ihren Cholesterinspiegel zu senken und (nach neuen Forschungsergebnissen) die Entwicklung von Leukämie- und Lymphomkrebszellen zu verhindern. Wer kann schon dem Duft von frischem Zimtbrot widerstehen, das am Sonntagmorgen gebacken wird?

- 2 Tassen weißes Weizenvollkornmehl

- 1 Esslöffel roher brauner Zucker

- ¼ Tasse ganze Weizenkeime

- ½ Teelöffel Salz

- 1 Teelöffel Backpulver

- ¼ Teelöffel Backpulver

- 2 Eiweiß

- ¼ Teelöffel Zimt

- ½ Tasse fettarmer Naturjoghurt

- 1 reife Banane, geschält und püriert

- Eine viertel Tasse Magermilch

- ¼ Tasse Rapsöl

- 1/3 Tasse Rosinen

- 1/3 Tasse geröstete Walnüsse

- Mit Rapsöl besprühen

- Heizen Sie den Ofen auf 350°F vor.

Die trockenen Zutaten (Mehl, Zucker, Weizenkeime, Salz, Backpulver, Natron, Zimt) in eine große Schüssel geben und gründlich vermischen.

Die feuchten Zutaten (Eiweiß, Magermilch, Öl und Joghurt) in einer kleinen Schüssel verquirlen. Die Banane einrühren, bis sie gut vermischt ist.

Die feuchten und trockenen Zutaten in einer Rührschüssel vermischen. Die Rosinen und Walnüsse gut untermischen.

Eine 9-Zoll-Laibform mit Rapsölspray bestreichen. Die Laibform zur Hälfte mit Teig füllen. 40-45 Minuten backen, oder bis die Oberseite des Brotes braun ist und der Laib beim Klopfen hohl klingt. Lassen Sie das Brot vollständig abkühlen, bevor Sie es aus der Form nehmen.

Ergibt einen Laib

Ciabatta-Baguette

- 3 Tassen Vollkornbrotmehl

- 1 Tasse weißes, ungebleichtes Mehl

- 2 Tassen Wasser (110-115 Grad F.)

- 1 Pfund aktive Trockenhefe

- 1 Teelöffel Meersalz

- 1 Esslöffel Naturzucker

- Mit Mehl bestäubt

- Mit Rapsöl besprühen

Lassen Sie die Hefe 10 Minuten lang in ½ Tasse warmem Wasser aufgehen.

Nachdem Sie alle anderen Zutaten (einschließlich 1½ Tassen warmes Wasser) vermischt haben, fügen Sie die Hefemischung hinzu. Die Zutaten verrühren, bis ein glatter, aber klebriger Teig entsteht. Mit den Händen eine Kugel formen. Eine saubere Arbeitsfläche mit Rapsölspray besprühen und die Teigkugel 5 Minuten lang kneten, oder bis der Teig glatt ist. Bei Bedarf während des Knetens etwas Mehl hinzugeben.

Eine mittelgroße Rührschüssel mit Rapsölspray besprühen, dann den Teig hineingeben. Mit Frischhaltefolie abdecken und 1 Stunde lang beiseite stellen, oder bis sich die Größe des Teigs verdoppelt hat.

Leeren Sie den Inhalt der Schüssel auf eine bemehlte, glatte Fläche. Den Teig in zwei Hälften teilen und zu zwei 10-Zoll-Laiben formen. Legen Sie die Brote auf ein gebuttertes Backblech.

Der Abstand zwischen ihnen sollte mindestens 10 cm betragen. Bis zur doppelten Größe aufgehen lassen, dann vorsichtig in Frischhaltefolie einwickeln (etwa 1 Stunde).

Den Backofen auf 450°F vorheizen. Die Brote sollten mit Wasser besprüht werden. 20-25 Minuten im Backofen

Ergibt zwei Brote.

Kaffeekuchen mit Mohn und Zitrusfrüchten

Dieser Snack für den Vormittag enthält fettfreien Joghurt, der dem Kuchen Feuchtigkeit verleiht, ohne Fett zuzusetzen. Er ist nicht zu süß, aber sättigend und hinterlässt auch eine Stunde später keinen Hunger.

- 3 Tassen weißes Weizenvollkornmehl

- 1 Tasse schnelle Haferflocken

- 1 Teelöffel Backpulver

- 1 Teelöffel Backpulver

- ½ Tasse unraffinierter brauner Zucker

- 3 Esslöffel Mohnsamen

- 2 Eiweiß

- 1 Tasse Soja- oder fettfreie Milch

- 1 Orange, geschält und entsaften

- 1 Zitrone, geschält und ausgepresst

- 1 Limettensaft

- 1 Becher fettarmer Naturjoghurt

- 1 Teelöffel Meersalz

- Mit Rapsöl besprühen

- Den Backofen auf 375°F vorheizen.

In einer großen Rührschüssel Mehl, Haferflocken, Backpulver, Natron, braunen Zucker und Salz vermischen.

Mohn hinzufügen (1 Esslöffel Mohn und 1 Esslöffel braunen Zucker weglassen) und gründlich vermischen. Eiweiß, Milch, Zitrone (Schale und Saft), Orange (Schale und Saft), Limettensaft und in einer separaten Schüssel Joghurt mischen. Die feuchten und trockenen Komponenten mischen.

Eine quadratische 9-Zoll-Kuchenform mit Rapsölspray einsprühen und mit einem Kaffeekuchenteig füllen. Mit dem restlichen Mohn und braunem Zucker bestreuen und im vorgeheizten Ofen 45-50 Minuten backen, oder bis ein Zahnstocher in der Mitte sauber herauskommt.

Für 16-20 Personen

Maisbrot

- Eine Tasse Maismehl

- 1 Tasse weißes Weizenvollkornmehl

- 1 Teelöffel Backpulver

- 1 Teelöffel Meersalz

- ¾ Tasse fettfreie Milch

- 2 Eiweiß

- 2 Teelöffel Honig

- ½ TASSE JOGHURT KIRSCHE

- 2 Esslöffel Rapsöl

- Mit Rapsöl besprühen

Den Ofen auf 400°F vorheizen. Die trockenen Zutaten in einer großen Rührschüssel vermischen. Die feuchten Zutaten in einer kleineren Rührschüssel vermengen. Die feuchten Zutaten mit den trockenen vermengen, bis sie gut vermischt sind. Eine quadratische 8-Zoll-Form mit Rapsölspray einsprühen und den Brotteig hineingeben. Im vorgeheizten Backofen ca. 20 Minuten oder bis zum Ende backen.

Ergibt einen Laib

Brot mit Knoblauch

Früher habe ich Knoblauchbrot mit viel Butter und Öl gemacht, aber das hier ist eine bessere Version dieses Brotes. Es ist einfach und effektiv.

- 1 Baguette (Vollkorn)

- 1/4 Tasse natives Olivenöl extra

- 4 gehackte Knoblauchzehen

- Gewürzt mit Salz und Pfeffer

Den Backofen auf 400°F vorheizen. Das Brot der Länge nach in der Mitte durchschneiden. Mit einem 4-Zoll-Segmentschneider das Brot in 4-Zoll-Segmente schneiden. Das Olivenöl und den Knoblauch verrühren. Das Brot leicht mit Olivenöl und Knoblauch bestreichen. Nach Belieben mit Salz und Pfeffer würzen. Sofort für 5 Minuten auf dem Rost in den Ofen schieben, bis das Brot etwas knusprig ist.

Für 5-6 Personen

Weizenvollkornbrot, glatt

Dieses Brot hat eine herrlich knusprige Kruste und eignet sich hervorragend für Sandwiches oder Toast am Morgen.

- 1 Pfund aktive Trockenhefe

- 1 bis 2 Tassen Wasser (110-115 Grad F.)

- 3/4 Tasse weißes Weizenvollkornmehl

- 1 Teelöffel Meersalz

- 1 Teelöffel Honig

- ½ Tasse fettfreie Milch (110-115 Grad F.)

- 2 Esslöffel Rapsöl

- Mit Mehl bestäubt

- Mit Rapsöl besprühen

Lassen Sie die Hefe 10 Minuten lang in ½ Tasse warmem Wasser aufgehen.

Mehl und Salz in eine große Rührschüssel geben und mit einem Schneebesen gründlich untermischen. Dann den Honig, die Milch, die Hefemischung und das Öl einrühren, bis alle Zutaten miteinander verbunden sind. Der Teig wird klumpig und ungleichmäßig sein. Fügen Sie bei Bedarf das restliche Wasser hinzu (der Teig darf nicht klebrig sein).

Den Teig auf eine saubere, trockene und bemehlte Fläche geben und 5 Minuten lang kneten, bis er glatt ist. Mit Plastikfolie abdecken und in eine gefettete Schüssel geben. In einer Schüssel zum Kochen kommen lassen

An einem warmen Ort etwa eine Stunde lang aufwärmen oder bis sich die Größe verdoppelt hat.

Den Ofen auf 375°F vorheizen. Den Teig durchdrücken und auf der Arbeitsfläche erneut ausrollen. Den Teig aufrollen und in eine mit Rapsölspray bestrichene 9 x 5 Laibform legen. Gehen lassen, bis er sich wieder verdoppelt hat (etwa 1 Stunde).

30 Minuten im vorgeheizten Backofen backen. Das Brot aus dem Ofen nehmen und vorsichtig aus der Form lösen. Auf einem Rost abkühlen lassen.

Ergibt einen Laib

Knoblauch-Fladenbrot, das nicht so flach ist

Diese kleinen Brote eignen sich perfekt für Sandwiches oder Dips und werden am besten direkt vom Grill warm und knusprig serviert.

- 1 Pfund aktive Trockenhefe

- 1 Tasse Wasser (110-115 Grad F.)

- 4 Tassen Weizenvollkornmehl, weiß

- ½ Tasse fettfreie Milch, Raumtemperatur

- 2 Eiweiß

- 3 Esslöffel unraffinierter brauner Zucker

- 1 Teelöffel Meersalz

- 4 gehackte Knoblauchzehen

- ½ Tasse fettfreie Milch (110-115 Grad F.)

- 1/4 Tasse natives Olivenöl extra

- Mit Mehl bestäubt

- Mit Rapsöl besprühen

- Gewürzt mit Salz und Pfeffer

Die Hefe in einer kleinen Schüssel mit Wasser 10 Minuten lang auflösen lassen.

In einer großen Rührschüssel Mehl, Milch, Eiweiß, Zucker und Salz vermischen. Die Hefemischung einrühren, bis ein weicher Teig entsteht. Aus der Schüssel nehmen und auf einer leicht bemehlten Fläche 5 Minuten lang kneten oder bis der Teig glatt ist.

Eine große Rührschüssel mit Rapsölspray einsprühen und den Teig hineingeben. Den Teig gehen lassen, bis er sein Volumen verdoppelt hat, dann mit Frischhaltefolie abdecken.

Den Teig festdrücken und 3 Knoblauchzehen unterkneten. Den Teig in ½ gleiche Teile teilen und zu ½ kleinen Kugeln formen. Ein Backblech mit Rapsölspray einsprühen und die Kugeln darauf verteilen. Mit Frischhaltefolie abdecken und beiseite stellen, bis sich die Größe verdoppelt hat.

Den restlichen Knoblauch mit dem Olivenöl vermischen.

Heizen Sie den Grill oder die Pfanne auf mittlere Hitze vor.

Jede Teigkugel mit einem Nudelholz zu einem 5-Zoll-Kreis ausrollen, sobald sie ein zweites Mal aufgegangen ist.

Auf dem Grill oder der Grillplatte 2-3 Minuten backen, bis sich der Teig aufbläht. Die ungekochte Seite des Teigs mit Knoblauch-Olivenöl bestreichen, bevor er gewendet wird. Die gebratene Seite mit Olivenöl bestreichen und weitere 2-3 Minuten braten, bis sie gar ist. Den Rest des Teigs auf die gleiche Weise zubereiten. Für den besten Geschmack frisch vom Grill servieren! Nach Belieben mit Salz und Pfeffer würzen.

Dieses Rezept ergibt 12 Fladenbrote.

Brot mit Kräutern

Da es sich um ein Hefebrot handelt, ist die Herstellung etwas mühsamer und zeitaufwändiger, aber die Zeit und die Mühe sind es wert. Kräuter, sowohl getrocknete als auch frische, sind reich an Antioxidantien, was vielleicht überraschend ist.

- 1 Pfund aktive Trockenhefe

- ¼ Tasse Wasser (110-115 Grad F.)

- 1 Esslöffel roher brauner Zucker

- ½ Tasse abgekochte und zimmerwarme fettfreie Milch

- ½ Tasse kaltgepresstes Olivenöl oder Rapsöl

- 1 Teelöffel Meersalz

- 1 geschlagenes Eiweiß

- 4½ -5 Tassen weißes Weizenvollkornmehl

- 1 Knoblauchzehe, gehackt

- ½ Teelöffel schwarzer Pfeffer

- 1 Teelöffel gemahlener Salbei

- 1 Teelöffel frischer Thymian, gewürfelt

- 1 Teelöffel frischer Rosmarin, gehackt

- 1 Esslöffel fein gehackt

- Petersilie, glattblättrig

- Mit Mehl bestäubt

- Mit Rapsöl besprühen

Den Backofen auf 375°F vorheizen. Die Hefe 10 Minuten lang in warmem Wasser auflösen lassen.

Zucker, Milch, Öl, Salz, Eiweiß und 2 Tassen Mehl zu der Hefemischung geben. Nach dem gründlichen Mischen mit einem großen Löffel mit Frischhaltefolie abdecken. Der Teig wird ein wenig schlampig sein. An einem warmen Ort ca. 1 Stunde lang gehen lassen, bis er Blasen wirft.

Knoblauch, Pfeffer und alle Kräuter in den Teig geben. Das restliche Mehl hinzugeben, bis der Teig glatt ist. Je nach Höhenlage benötigen Sie etwas weniger oder etwas mehr Mehl. Den Teig auf ein sauberes, trockenes und bemehltes Brett geben. Kneten Sie ihn etwa 10 Minuten lang, oder bis alle Zutaten zu einem glatten Teig verarbeitet sind. Zu einer großen Kugel formen. Die Teigkugel in eine große, mit Rapsöl besprühte Schüssel legen, mit Frischhaltefolie abdecken und 1 Stunde oder bis zur Verdoppelung gehen lassen.

Eine 9-Zoll-Laibform gründlich mit Rapsölspray einfetten.

Den Teig festdrücken und in eine geölte Kastenform geben. Gehen lassen, bis er sich erneut verdoppelt hat, etwa 1 Stunde. Im vorgeheizten Ofen 40 Minuten oder bis zum Ende backen. Das Brot aus der Form nehmen (vorsichtig, die Form ist heiß) und auf einem Rost abkühlen lassen.

Ergibt einen Laib

Kürbisbrot mit Haferflockenbelag

Kürbis ist reich an Beta-Carotin, einem wichtigen Antioxidans. Eine aktuelle Studie legt nahe, dass der Verzehr von Lebensmitteln mit hohem Beta-Carotin-Gehalt das Risiko, an bestimmten Krebsarten zu erkranken, verringern kann. Außerdem duftet es in der Küche immer angenehm, wenn Kürbisbrot gebacken wird.

- ½ Tasse weißes Weizenvollkornmehl

- ¼ Tasse unraffinierter brauner Zucker

- ¼ Tasse schnellkochende Haferflocken

- 2 Esslöffel Backpulver

- ½ Teelöffel gemahlener Zimt

- ½ Teelöffel gemahlene Muskatnuss

- ½ Teelöffel gemahlene Nelken

- ½ Teelöffel Salz

- ½ Tasse fettfreie Milch

- 1 Teelöffel frischer Zitronensaft

- 1 Tasse Kürbis aus der Dose

- 2 Eiweiß

- ¼ Tasse Apfelmus, ungesüßt

- ¼ Tasse Rapsöl

- ¼ Tasse Rosinen

- Mit Rapsöl besprühen

- ½ Tasse Walnüsse, gehackt

Den Ofen auf 350°F vorheizen und eine 9-Zoll-Laibform mit Rapsölspray bestreichen.

Für eine falsche Buttermilch fügen Sie der Milch Zitronensaft hinzu.

In einer kleinen Schüssel die trockenen Zutaten vermischen.

Mischen Sie die feuchten Zutaten in einer größeren Schüssel, bis sie gut miteinander verbunden sind.

Die trockenen und feuchten Zutaten gut miteinander verrühren, dann die Walnüsse und Rosinen unterheben.

In die vorbereitete Laibform füllen.

Den Haferflockenbelag auf den Laib streuen und leicht andrücken. 1 Stunde im vorgeheizten Ofen backen oder bis er goldbraun ist.

Dieses Rezept ergibt 1 Laib.

Topping für Haferflocken

- 1 Teelöffel Rapsöl

- 1 Teelöffel brauner Zucker, roh

- ¼ Tasse schnellkochende Haferflocken

- 1 Teelöffel gemahlener Zimt

- ½ Teelöffel gemahlene Nelken

Alle Zutaten in eine Rührschüssel geben und verrühren, bis sie gut miteinander verbunden sind.

Haferflockenbelag auf Süßkartoffelbrot

Süßkartoffeln sind reich an komplexen Kohlenhydraten, kalorienarm und ballaststoffreich; sie helfen nachweislich bei der Vorbeugung von Krebs und Herzkrankheiten, und eine Portion von vier Unzen liefert die Hälfte des empfohlenen Tagesbedarfs an Vitamin C.

- 1 Pfund aktive Trockenhefe

- ¼ Tasse Wasser (110-115 Grad F.)

- ½ Tasse Apfelsaft, ungesüßt

- ¼ Tasse gekochte und pürierte Süßkartoffel

- 2 Tassen weißes Weizenvollkornmehl

- ¼ Tasse gehackte Walnüsse

- 1 Teelöffel Meersalz

- Mit Rapsöl besprühen

Den Ofen auf 350°F vorheizen. Die Hefe im warmen Wasser auflösen und 10 Minuten ruhen lassen.

In einer großen Rührschüssel alle Zutaten, einschließlich der Hefemischung, außer den Walnüssen und ¼ Tasse Weizenvollkornmehl (zum Kneten) vermengen. Gut mischen, bis ein Teig entsteht. Den Teig auf eine glatte, bemehlte Fläche geben und etwa 10 Minuten kneten, dabei nach Bedarf die restlichen ¼ Tassen Mehl hinzufügen, bis der Teig glatt und nicht mehr klebrig ist.

Eine 9,5 cm große Laibform mit Rapsölspray einsprühen. Den Teig festdrücken, aus der Schüssel nehmen und zu einem gleichmäßigen Laib formen. Mit Plastikfolie abdecken und an einem warmen Ort etwa eine Stunde lang gehen lassen oder bis sich der Teig verdoppelt hat.

Den Haferflockenbelag und die Walnüsse über den Teig streuen und den Belag sanft in den Teig drücken. Das Brot 30-35 Minuten lang backen, bis es goldbraun ist.

Ergibt einen Laib

Blaubeer-Muffins aus Vollkorn

Blaubeeren sind ein wahres Kraftpaket an Nährstoffen in einer kleinen, bunten Verpackung! Außerdem enthalten Blaubeeren natürliche Chemikalien, die zur Vorbeugung von Krebs und kognitivem Verlust beitragen können.

2 Tassen weißes Weizenvollkornmehl

- 1 Teelöffel Backpulver

- ½ Teelöffel Salz

- 2 Esslöffel unraffinierter brauner Zucker

- die Schale von 1 Zitrone

- 1 Zitrone Saft

- ¼ Tasse Milch

- ½ Tasse fettarmer Naturjoghurt

- 1 reife Banane, geschält und püriert

- 2 Eiweiß

- ¼ Tasse Rapsöl

- 1 Tasse frische oder gefrorene Heidelbeeren

- Mit Rapsöl besprühen

Heizen Sie den Ofen auf 350°F vor. Die trockenen Zutaten in einer großen Rührschüssel vermengen. Die Zitronenschale zu den trockenen Zutaten geben, dann den Zitronensaft mit der Milch vermischen, um eine Buttermilch zu erhalten.

In einer separaten Schüssel die feuchten Zutaten verquirlen. Die flüssigen Zutaten unter die trockenen Zutaten rühren und gut vermischen. Vorsichtig die Blaubeeren unterheben. Eine 12er-Muffinform mit Rapsölspray einsprühen und im vorgeheizten Backofen 20 bis 25 Minuten backen, bis sie goldgelb sind.

Es werden 12 Muffins hergestellt.

Irish Soda Bread (Vollkornbrot)

Dieses köstliche, knusprige Brot passt gut zu Suppen oder Eintöpfen an kalten Herbst- oder Winterabenden.

- 3 Tassen weißes Weizenvollkornmehl

- 1 Tasse ungebleichtes Allzweckmehl

- 1 Teelöffel Meersalz

- 2 Teelöffel Backpulver

- 2 Esslöffel Weinstein

- 1 Esslöffel roher brauner Zucker

- 1½ Tassen Magermilch

- 1 Esslöffel Essig

- 2 Teelöffel Olivenöl

- Mit Mehl bestäubt

Den Ofen auf 375°F vorheizen. Alle trockenen Zutaten in einer Rührschüssel vermengen. Essig in entrahmte Milch einrühren, um Buttermilch vorzutäuschen. Die künstliche Buttermilch in die trockene Mischung gießen. Öl hinzugeben. Kneten, bis der Teig weich und geschmeidig ist, bei Bedarf mehr Milch hinzufügen. Der Teig sollte feucht, aber nicht klebrig sein. Auf einer leicht bemehlten Fläche zu einem flachen Kreis (ca. 5 cm dick) formen.

Ergibt einen Laib

Fladenbrot (Vollkorn)

Wenn Sie die Zeit haben, ist die Zubereitung dieser Brote ein Vergnügen. Und wenn Sie Kinder haben, was gibt es Schöneres, als Brot mit kleinen Taschen zu backen? Es ist ein schnelles und einfaches Brotrezept, das keine Konservierungsstoffe oder schädlichen Öle enthält, wie sie in gekauftem Brot vorkommen können. Pitas lassen sich gut einfrieren, also bereiten Sie ein paar Chargen vor und halten Sie sie zum Dippen oder für ein schnelles Mittagessen bereit!

- 1 Tasse plus 2 Esslöffel Wasser (110-115 Grad F.)

- 1 Pfund aktive Trockenhefe

- 1 Esslöffel roher brauner Zucker

- 1 Tasse weißes, ungebleichtes Mehl

- 2 Tassen weißes Weizenvollkornmehl

- ½ Teelöffel Salz

- 1 Teelöffel Olivenöl

- Mit Mehl bestäubt

- Mit Rapsöl besprühen

Hefe und Zucker in einer kleinen Schüssel mit warmem Wasser 10 Minuten lang auflösen lassen.

In einer großen Rührschüssel Mehl und Salz vermischen, dann die Hefemischung und das Olivenöl hinzufügen. Rühren, bis sich das Mehl und die Flüssigkeit zu einem feuchten Teig verbinden.

Eine saubere, trockene Fläche mit Rapsölspray besprühen und den Teig darauf legen. Damit der Teig nicht an den Händen kleben bleibt, diese mit Rapsölspray besprühen. Den Teig 5 Minuten lang kneten, oder bis er glatt ist und sich nicht mehr klebrig anfühlt. Bei Bedarf etwas mehr Mehl zugeben.

Eine große Rührschüssel mit Rapsölspray einsprühen und den Teig hineingeben. Abdecken und an einem warmen Ort etwa 1 Stunde lang ruhen lassen, oder bis sich der Teig verdoppelt hat. Den Ofen auf 450°F vorheizen, während der Teig aufgeht.

Den Teig plattdrücken und in 8 gleich große Stücke teilen. Jedes Stück auf einer bemehlten Fläche zu einem 6-Zoll-Kreis ausrollen.

Ein Backblech mit Rapsöl besprühen und die Kugeln darauf verteilen. Den Ofen auf 350°F vorheizen und 6 Minuten lang backen, oder bis der Teig aufgeht. Aus dem Ofen nehmen und in ein sauberes, trockenes Handtuch wickeln, damit sie feucht und weich bleiben. Um die Luft in der Tasche herauszulassen, leicht auf das Handtuch drücken. Wenn sie kalt genug sind, um sie zu verarbeiten, halbieren Sie sie und füllen Sie die Tasche. Um sie feucht zu halten, legen Sie sie in einen Frischhaltebeutel.

Dieses Rezept ergibt 8 Pitas.

Brot mit Zucchini

Zucchini ist reich an den Vitaminen A und C, die beide starke Antioxidantien sind. Der Verzehr von Zucchini hat sich in Laborversuchen auch als hilfreich im Kampf gegen Lungenkrebs erwiesen. Abgesehen davon ist Zucchinibrot ein echtes amerikanisches Grundnahrungsmittel! Dieses Vollkornbrot ist fettarm und enthält ein wenig Honig anstelle von viel weißem Zucker.

- 2 Tassen weißes Weizenvollkornmehl

- ½ Tasse fein zerkleinerte und verpackte Zucchini

- ½ Tasse Apfelmus, ungesüßt

- 2 Eiweiß

- ¼ Tasse Rapsöl

- 3 Esslöffel Honig

- 1 Teelöffel Vanilleextrakt

- 1 Teelöffel Backpulver

- 1 Teelöffel Backpulver

- ¼ Teelöffel Zimt

- 1 Teelöffel gemahlene Muskatnuss

- ½ Teelöffel gemahlene Nelken

- ½ Teelöffel Salz

- ½ Tasse Walnüsse, gehackt

- ½ Tasse Rosinen

- Mit Rapsöl besprühen

- Heizen Sie den Ofen auf 350°F vor.

Die feuchten Zutaten in einer großen Rührschüssel vermengen.

In einer separaten großen Schüssel die trockenen Zutaten mischen.

Die feuchten und trockenen Zutaten gut mischen. Die Nüsse und Rosinen untermischen.

Gießen Sie den Teig in eine 9 x 5 große, mit Rapsöl bestrichene Kastenform.

Im vorgeheizten Backofen 1 Stunde lang oder bis zum Ende backen.

Das Brot aus dem Ofen nehmen und zum Abkühlen auf ein Gitterrost legen.

Ergibt einen Laib

Brot mit Zimt und Rosinen

Zimt ist ein Gewürz, das die meisten von uns im Schrank haben, und es wurde kürzlich in Labortests nachgewiesen, dass es sowohl die Entstehung als auch die Ausbreitung von Krebs verhindert. Das ist eine Menge Potenzial für ein einziges Gewürz.

- 2 Tassen weißes Weizenvollkornmehl

- ¼ Tasse unraffinierter brauner Zucker

- ½ Teelöffel Salz

- 1 Teelöffel Backpulver

- 1 Teelöffel gemahlener Zimt

- ½ Teelöffel gemahlene Muskatnuss

- 1 Esslöffel Essig

- 1 ¼ fettfreie Milch

- EIN EGG

- 2 Esslöffel Rapsöl

- ½ Tasse Rosinen

- ½ Tasse Walnüsse, gehackt

- Mit Rapsöl besprühen

- Heizen Sie den Ofen auf 350°F vor.

In einer großen Schüssel Mehl, Zucker, Salz, Backpulver, Zimt und Muskatnuss miteinander verquirlen. Für die falsche Buttermilch Essig in die Milch geben. In einer kleinen Rührschüssel Milch, Ei und Öl verrühren.

Die flüssige Mischung unter die trockenen Zutaten rühren, bis sie gut vermischt sind. Die Rosinen und ¼ Tasse Walnüsse hinzufügen und gut vermischen.

Eine 9-Zoll-Laibform mit Rapsölspray bestreichen. Die Laibform zur Hälfte mit Teig füllen. Streuen Sie die restlichen ¼ Tassen gehackte Walnüsse über den Teig. Drücken Sie die Walnüsse leicht in die Oberfläche des Teigs. 35 Minuten backen oder bis die Brottests fertig sind. Lassen Sie das Brot auf einem Drahtgitter abkühlen, bevor Sie es aus der Form nehmen.

Hinweis: Für den Belag können ¼ Tasse gehackter Healthy Trail Mix für die letzte ¼ Tasse gehackter Walnüsse verwendet werden.

Ergibt einen Laib

SANDWICHES

Panini mit gebratenem Gemüse

Manchmal möchte man einfach nur etwas zwischen zwei Scheiben Brot legen und es essen. Es ist nicht so, dass ein Sandwich etwas Schlechtes wäre; das Problem ist nur, was wir gewohnt sind, zwischen diese beiden Brotscheiben zu legen. Fleisch und fetthaltige Aufstriche sind die typischen Übeltäter, wobei das Frühstücksfleisch der größte Übeltäter ist. Laut dem zweiten Expertenbericht des American Institute for Cancer Research und des World Cancer Research Fund gehört verarbeitetes Fleisch zu den schlechtesten Lebensmitteln, die wir zu uns nehmen können, wenn wir versuchen, Krebs zu verhindern.

Sie können ein Sandwich immer noch genießen und dabei gesund sein; wählen Sie einfach die richtigen Zutaten aus, die Sie zwischen die beiden Stücke Vollkornbrot legen! Servieren Sie auf Ihrer nächsten Party zum Beispiel Panini mit gebratenem Gemüse und schauen Sie, ob es Beschwerden gibt.

Pommes frites und Cheeseburger

Ein vegetarischer Kumpel sagte mir einmal: "Ich vermisse das Burger-Erlebnis". Leider werden Sie das bei ihnen nicht können! Burger Nights sind bei mir zu Hause sehr beliebt. Die Burger sind zwar köstlich, aber das wahre Vergnügen an den Burger Nights sind die hervorragenden Pommes frites, die es dazu gibt.

- Burgers mit Champignons und Käse

- 2 Vollkornbrötchen

- 2 Veggie-Pilz-Burger

- 2 Käsescheiben (teilentrahmter Mozzarella, Veggie oder Soja)

- Mit Rapsöl besprühen

Braten Sie die Burger in einer mit Rapsöl beschichteten Pfanne nach Packungsanweisung und geben Sie in der letzten Minute des Garvorgangs eine Scheibe Käse auf jedes Brötchen. Servieren Sie die Burger mit handgemachten Pommes frites und Belägen Ihrer Wahl, z. B. Avocado, gegrillte Zwiebeln, herzhaftes Grünzeug oder Tomaten.

Pommes frites

- 1 große rostrote Kartoffel, geschält

- 1 große geschälte Süßkartoffel oder Süßkartoffel

- 2 Teelöffel Olivenöl

- Gewürzt mit Salz und Pfeffer

- Knoblauch-Granulat

- Mit Rapsöl besprühen

Den Ofen auf 450°F vorheizen. Die Kartoffeln nach der Hälfte der Zeit in die Mikrowelle geben und mit einer Gabel einstechen. Die Dauer der Mikrowellenzeit ist unterschiedlich; die Kartoffeln sollen nicht ganz gar, sondern nur weich werden. Die Garzeit im Ofen wird dadurch verkürzt. Lassen Sie die Kartoffeln abkühlen, nachdem sie in der Mikrowelle gegart wurden.

Die Kartoffeln in pommesfritesgroße Würfel schneiden. Olivenöl über die geschnittenen Kartoffeln in einer Schüssel träufeln. Nach Belieben mit Salz, Pfeffer und Knoblauch würzen. Gründlich mischen. Die Kartoffeln auf ein mit Rapsöl bestrichenes Backblech legen und flachdrücken. 15-30 Minuten backen, dabei die Kartoffeln etwa alle 5 Minuten mit einem Spatel wenden, damit sie nicht anbrennen. Sie sind fertig, wenn sie braun und knusprig sind!

Für 2 Personen

Wraps aus Lavasch

Ein schmackhaftes Sandwich, das auch noch gesund für Sie ist! Bohnen sind ein Wundernahrungsmittel, und Sprossen haben in Tests bewiesen, dass sie einigen bösartigen Erkrankungen vorbeugen können.

- 1 Vollkorn-Lavasch (½-Zoll-Quadrat)

- ½ Tasse Hummus

- ½ Tasse entkernte und in Scheiben geschnittene Gurke

- 1 kleine geschnittene Zwiebel

- 1 mittelgroße entkernte und in Scheiben geschnittene Tomate

- 1 Tasse Sprossen (jede Art ist geeignet)

- ¼ Tasse Karotten, geraspelt

- ¼ Tasse gehackte rote Paprika

- ein viertel Teelöffel Kreuzkümmel

- ¼ Tasse frischer Koriander, gehackt

- Gewürzt mit Salz und Pfeffer

Den Hummus gleichmäßig auf dem Lavash verteilen. Die restlichen Zutaten gleichmäßig auf dem Hummus verteilen. Den Lavash zu einem langen Strang rollen und halbieren. Nach Belieben mit Salz und Pfeffer würzen. Gekühlt servieren.

Für 2 Personen

Burger mit Portobello-Pilzen

Marinierte Portobello-Pilze sind eine schmackhafte Alternative zu Hamburgern. Sie sind schmackhaft und fleischig, fettarm, reich an Ballaststoffen und haben nachweislich eine krebshemmende Wirkung. Dies ist eine schmackhafte Alternative zu einem sommerlichen Grillklassiker.

4 Portobello-Pilzköpfe, groß

½ Tasse Balsamico-Vinaigrette

¼ Tasse Olivenöl, kaltgepresst

1 gehackte Knoblauchzehe

2 Esslöffel frisches Basilikum, gehackt

2 Esslöffel glatte Petersilie, gehackt

4 Scheiben Mozzarella, vegetarischer Käse oder Sojakäse (teilentrahmt)

4 Hamburgerbrötchen (Vollkorn)

Alle Zutaten (mit Ausnahme des Käses und der Brötchen) in einen viertelgroßen Plastikbeutel geben und fest verschließen. Kräftig schütteln, bis alles gut vermischt ist. Den Beutel mindestens 4 Stunden im Kühlschrank marinieren lassen oder bis die Pilze prall sind.

Den Inhalt des Beutels auf einen heißen Grill oder in eine Pfanne legen. Etwa 5 Minuten auf jeder Seite garen. In den letzten Minuten der Garzeit den Käse über die Pilze streuen. Servieren Sie den Burger auf einem Vollkornbrötchen mit Salat, Tomaten, Essiggurken und all Ihren Lieblingsbeilagen.

Für 4 Personen

Burger mit Champignons und Gemüse

Diese vegetarischen Burger sind einfach zuzubereiten und köstlich.

Sie sind viel gesünder als gekaufte Alternativen, und beim Grillen besteht keine Gefahr von Karzinogenen. Machen Sie eine doppelte Portion und bewahren Sie sie im Gefrierschrank auf, damit Sie sie schnell auf dem Grill zubereiten können.

Sie werden das Fleisch nicht vermissen, wenn Sie bei den Belägen erfinderisch werden. Ist es nicht genau das, was einen Burger überhaupt erst wunderbar macht? Probieren Sie also statt Salat Avocado, süße oder scharfe Paprika oder Rucola. Ihrer Kreativität sind bei den Belägen keine Grenzen gesetzt!

- 2 Teelöffel Olivenöl

- 1 Pfund gewürfelte Champignons

- ½ mittelgroße gewürfelte Zwiebel

- 2 gehackte Knoblauchzehen

- ½ Tasse Haferflocken, gewalzt

- ½ TASSE BROTREIBEN (vorzugsweise Panko)

- ½ Tasse geriebener Käse (teilentrahmter Mozzarella, Veggie- oder Sojakäse)

- 1 EGG

- 1 Esslöffel getrocknete Zwiebel

- ½ Teelöffel Selleriesalz

- ¼ Teelöffel Paprika

- ¼ Teelöffel gemahlener schwarzer Pfeffer

- ¼ Teelöffel Selleriesamen

- ¼ Tasse glatte Petersilie, gehackt

- Mit Rapsöl besprühen

Zwiebeln, Knoblauch und Pilze in Olivenöl ca. 5 Minuten anbraten, bis die Zwiebeln weich sind und die Pilze ihr gesamtes Wasser verloren haben. Beiseite stellen, bis die Oberfläche kalt genug zum Anfassen ist.

Alle übrigen Zutaten miteinander vermengen, dann die gebratenen Zwiebeln, den Knoblauch und die Pilze hinzufügen.

Umrühren, bis alle Zutaten gründlich eingearbeitet sind und die Konsistenz der von Hackfleisch ähnelt. Die Mischung zu vier Frikadellen formen. Jedes Patty in einer mit Rapsölspray besprühten Pfanne braten, bis die Burger gar sind (etwa 5 Minuten auf jeder Seite). Seien Sie beim Wenden der Burger vorsichtig, da sie etwas bröckelig sind und nicht so fest wie ein Fleischburger.

Dieses Rezept ergibt 4 Burger.

Panini mit Zwiebel und Paprika

Ich mochte schon immer italienische Paprikasandwiches, und dies ist ein wunderbares, einfaches Panini-Rezept. Schnell und einfach, aber lecker und nahrhaft!

- ¼ Tasse natives Olivenöl extra

- 1 große gehackte Zwiebel

- 1 große entkernte und in Scheiben geschnittene grüne Paprika

- 1 große entkernte und in Scheiben geschnittene rote Paprika

- 1 gehackte Knoblauchzehe

- ½ oz. Vollkornbaguette

- 6 Basilikumblätter, frisch

- 2 Käsescheiben (teilentrahmter Mozzarella, Veggie oder Soja)

- Mit Rapsöl besprühen

- Gewürzt mit Salz und Pfeffer

Das ist fantastisch, wenn Sie einen Panini-Grill haben. Wenn Sie keinen haben, wickeln Sie einen durchschnittlichen Ziegelstein in Alufolie und verwenden Sie ihn, um Ihre Panini zusammenzupressen.

2 Esslöffel Olivenöl, in einer großen Pfanne bei mittlerer Hitze erhitzt Zwiebeln, grüne Paprika, rote Paprika und Knoblauch in einer Schüssel vermengen. Kochen Sie das Gemüse, bis es weich ist. Nach Belieben mit Salz und Pfeffer würzen. Beiseite stellen.

Schneiden Sie das Brot in zwei Teile, dann schneiden Sie die Oberseite des Brotes ab, so dass die Ober- und Unterseite flach sind. Das restliche Olivenöl auf die Ober- und Unterseite des Brotes sowie auf die Innenseite streichen.

Legen Sie das Brot auf einen heißen Grill, um eine Seite leicht zu bräunen. Die Innenseiten der Sandwiches werden die leicht getoasteten Seiten sein. Nehmen Sie die Pfanne vom Herd.

Das Gemüse auf den getoasteten Seiten der beiden Brotscheiben anrichten. Mit Basilikum, Käse und Brotkruste belegen. Legen Sie die Sandwiches zum Garen auf einen Panini-Grill oder eine Grillplatte.

Erhitzen Sie das Sandwich auf einem Panini-Grill gemäß den Anweisungen des Panini-Grills, bis es gar ist. Legen Sie den mit Folie bedeckten Ziegelstein auf das Sandwich, wenn Sie den Grill verwenden. 3 Minuten garen, dann den Ziegelstein entfernen. Drehen Sie das Sandwich um und legen Sie den mit Folie bedeckten Ziegelstein wieder darauf. Weitere 3 Minuten grillen. Sofort servieren und genießen!

Für 2 Personen

Panini mit gebratenem Gemüse

Gibt es eine bessere Art, sich mit Gemüse zu versorgen als diese?

- ¼ Tasse Balsamico-Vinaigrette

- ¼ Tasse Olivenöl, plus mehr Olivenöl zum Einpinseln

- 1 gehackte Knoblauchzehe

- 1 mittelgroße Aubergine, der Länge nach in ¼-Zoll-Streifen geschnitten

- 1 Zucchini, der Länge nach in ¼-Zoll-Streifen geschnitten

- 4 mittelgroß geschnittene Portobello-Pilze

- 1 mittelgroße Zwiebel, geschält und in Ringe geschnitten

- 1 Baguette (Vollkorn)

- 1 geröstete rote Paprika, entkernt und gehäutet (oder Paprika aus dem Glas)

- 4 Esslöffel schwarze Oliventapenade

- 4 Scheiben Mozzarella, vegetarischer Käse oder Sojakäse (teilentrahmt)

- Mit Rapsöl besprühen

- Gewürzt mit Salz und Pfeffer

Das ist fantastisch, wenn Sie einen Panini-Grill haben. Wenn Sie keinen haben, wickeln Sie einen durchschnittlichen Ziegelstein in Alufolie und verwenden Sie ihn, um Ihre Panini zusammenzupressen.

Olivenöl, Balsamico-Essig, Knoblauch, Salz und Pfeffer in einer Schüssel vermischen. Auberginen, Zucchini, Pilze und Zwiebeln in einem Plastikbeutel mit der Öl-Essig-Marinade vermengen. Den Beutel fest verschließen und für 1-3 Stunden in den Kühlschrank stellen.

Heizen Sie Ihren Panini-Grill auf mittlere Hitze vor. Das marinierte Gemüse grillen, bis sich Grillspuren zeigen und das Gemüse zart ist. Nach dem Herausnehmen aus dem Grill beiseite stellen. Wenn Sie keinen Panini-Grill haben, können Sie das Gemüse auch auf einem Außengrill oder unter dem Grill grillen und es dabei auf beiden Seiten garen. Nehmen Sie dann die Pfanne vom Herd und stellen Sie sie beiseite.

Schneiden Sie das Brot in vier Teile, dann schneiden Sie den oberen Teil des Brotes ab, so dass die Ober- und Unterseite des Brotes fettfrei sind. Bestreichen Sie die Ober- und Unterseite des Brotes sowie die Innenseite mit Olivenöl. Legen Sie das Brot auf den Grill, um eine Seite leicht zu rösten. Die Innenseiten der Sandwiches sind die leicht getoasteten Seiten. Vom Grill nehmen und beiseite stellen.

Das Gemüse auf die getoasteten Seiten von vier Brotscheiben legen: Tapenade, Käse und die Brotkruste obenauf. Legen Sie die Sandwiches dann auf einen heißen Panini-Grill oder eine Grillplatte.

Wenn Sie einen Panini-Grill verwenden, erhitzen Sie die Sandwiches gemäß den Anweisungen des Panini-Grills, bis sie gar sind. Wenn Sie den Grill verwenden, legen Sie die Sandwiches auf die mit Rapsöl besprühte Pfanne und dann auf den mit Folie bedeckten Backstein. 3 Minuten garen, dann den Backstein entfernen. Drehen Sie das Sandwich um und legen Sie den mit Folie bedeckten Ziegelstein wieder darauf. Weitere 3 Minuten backen. Sofort servieren und genießen!

Für 4 Personen

Fladenbrot-Salat

Dies ist eine schnelle und nahrhafte Mahlzeit, die auch vielseitig einsetzbar ist und sich hervorragend zur Verwertung von Salatresten eignet. Bereiten Sie einfach einen Salat nach Ihrem Geschmack zu und legen Sie ihn in eine Pita! Einfach, schnell und sättigend.

4 Fladenbrot, halbiert
- ½ Esslöffel Hummus

- 2 Tassen gehacktes herzhaftes Grünzeug

- ½ kleine geschnittene Gurke

- 1 große gewürfelte Tomate

- ½ Tasse brauner Reis, gekocht

- 1 große reife Avocado, gewürfelt

- ¼ Tasse Balsamico-Vinaigrette

- ¼ Tasse natives Olivenöl extra

- 1 Pfund geriebener Käse (teilentrahmter Mozzarella, Veggie- oder Sojakäse)

- ¼ Tasse fein gehackte Zwiebel

- Gewürzt mit Salz und Pfeffer

Die Pitas öffnen und jeweils 3 Esslöffel des Hummus darauf geben. Alle übrigen Zutaten in einer großen Schüssel mischen. Die Pitas mit der Salatmischung füllen. Geriebenen Käse darüber geben.

Für 4 Personen

Frikadellen mit Lachs

Dieser erfüllt das Bedürfnis nach einem Burger ohne das Fett eines herkömmlichen Burgers und mit dem zusätzlichen Vorteil der Omega-3-Fettsäuren aus dem Lachs. Omega-3-Fettsäuren helfen nachweislich bei der Vorbeugung der Entwicklung von Krebszellen.

- 24 oz. Wildlachs

- ¼ Tasse glatte Petersilie, gehackt

- ¼ Tasse frischer Dill, gehackt

- 1 Esslöffel Schnittlauch, fein gehackt

- 2 Esslöffel Dijon-Senf

- Saft von 2 Zitronen

- 2 gehackte Knoblauchzehen

- ½ Tasse geriebener Käse (teilentrahmter Mozzarella, Veggie- oder Sojakäse)

- ½ Teelöffel Salz

- ½ Teelöffel schwarzer Pfeffer

- Mit Olivenöl besprühen

Frischen Lachs entweder mit der Hand oder in einer Küchenmaschine fein hacken, bis er wie Hackfleisch aussieht. Den Lachs mit den anderen Zutaten (außer dem Olivenölspray) in einer großen Schüssel vermischen. Die Mischung zu vier Patties formen. In einer mit Olivenölspray besprühten Pfanne 5 Minuten bei mittlerer bis niedriger Hitze braten. Einmal wenden und weitere 2 Minuten braten, oder bis sie gar sind. Die Burger langsam garen, damit sie nicht anbrennen. Anstelle von Salat und Tomate wurde ein großes Blatt Senf dazu gereicht - ein lustiger, köstlicher Genuss.

Kopfsalat und Tomate! Das Senfgemüse ergänzt den Geschmack des Dijon-Senfs in den Burgern sehr gut.

Dieses Rezept ergibt 4 Burger.

SALATE

Krautsalat mit indischen Gewürzen

Wir glauben, dass wir uns gesund ernähren, wenn wir einen Salat essen, aber oft enthält die Salatsoße genug Fett, um ein Schiff zu versenken, und kann Salate in einen ernährungsphysiologischen Alptraum verwandeln!

Ich esse fast jeden Tag einen Salat zum Mittagessen, aber ich achte darauf, ihn gesund zuzubereiten. Ich schneide und hacke mein Gemüse am Anfang der Woche und stelle es dann kalt, damit ich es in meinen Mittagssalat geben kann, egal ob ich zu Hause esse oder mein Mittagessen zum Mitnehmen einpacke. Das erfordert zwar etwas Vorbereitung, aber wenn man erst einmal in den Fluss der Dinge gekommen ist, ist es ein Kinderspiel.

Salate können eine wunderbare Wohlfühlmahlzeit und ein wirksames Mittel zur Krebsvorbeugung sein, aber wir müssen unsere Einstellung zu ihnen und zu dem, was in ihnen steckt, ändern. Sie sind alles andere als langweilig, wenn sie mit den richtigen Zutaten zubereitet werden, und sie sind ein wirklich sättigendes Abendessen. Vor allem sollten Sie den Eisbergsalat weglassen - er besteht hauptsächlich aus Wasser. Verwenden Sie stattdessen herzhaftes Grünzeug wie Grünkohl, Mangold und rohen Spinat. Kombinieren Sie ihn mit dunkleren Blattsalaten, wie Baby Greens oder Radicchio. Grillen Sie Ihr Gemüse zuerst und kühlen Sie es dann, falls gewünscht. Salate lassen sich auf eine Vielzahl einzigartiger und schmackhafter Arten zubereiten. Ich habe hier ein paar meiner Favoriten aufgelistet.

Marinierte Tomaten, Rucola und Champignons

Die dunkelgrünen Blätter des Rucola gehören zur Familie der Kreuzblütler, was bedeutet, dass dieses widerstandsfähige Grünzeug mit Brokkoli, Bokchoy und Rosenkohl verwandt ist. In der Familie der Kreuzblütler finden sich einige der stärksten krebshemmenden

86

Nährstoffe. Darüber hinaus hat Rucola einen würzigen, senfigen Geschmack, der einen ungewöhnlichen und köstlichen Salat ergibt.

- 2 Tassen gehackte Tomaten

- 1/4 Tasse gehacktes frisches Basilikum

- 3 gehackte Knoblauchzehen

- 2 Tassen Rucola, frisch

- 1 Tasse geschnittene frische Champignons

- 4 Esslöffel natives Olivenöl extra

- 2 Esslöffel Balsamico-Vinaigrette

- Gewürzt mit Salz und Pfeffer

Tomaten, Basilikum, Olivenöl, Balsamico-Essig, Salz und Pfeffer in einer Schüssel mischen. Mindestens 8 Stunden im Kühlschrank marinieren lassen. Tomaten, Rucola und Pilze in einer Schüssel mischen. Nach dem gründlichen Mischen gekühlt servieren.

Für 2 Personen

Salat mit Spargel und Tomaten

Spargel ist nicht nur ein köstlicher saisonaler Leckerbissen, sondern enthält auch eine Fülle von Vitaminen und Mineralstoffen. Zum Beispiel enthält er viel Glutathion, eine Chemikalie, die im Labor nachgewiesen wurde, um Krebs zu bekämpfen, sowie die Vitamine A und C. Dies ist eine hervorragende Ergänzung für ein Sommerpicknick oder eine Grillparty.

- 1 Pfund Spargel, geputzt und abgeschnitten

- ¼ Tasse Olivenöl, kaltgepresst

- 4 gehackte Knoblauchzehen

- 2 Tassen gehackte Tomaten

- ¼ Tasse frisches Basilikum, gehackt

- ¼ Tasse Olivenöl, kaltgepresst

- 2 Esslöffel Balsamico-Vinaigrette

- Gewürzt mit Salz und Pfeffer

2 Esslöffel kaltgepresstes Olivenöl, Knoblauch, Salz und Pfeffer Auf einem mittelheißen Grill oder im Backofen bei 400 Grad garen. Oft wenden, bis das Fleisch goldgelb, zart und durchgebraten ist. Nach dem Herausnehmen vom Grill oder aus dem Ofen vollständig abkühlen lassen. In 1-Zoll-Würfel schneiden. Beiseite stellen.

Die Tomaten, das Basilikum, das restliche Olivenöl, den Balsamico-Essig, Salz und Pfeffer in einer Schüssel vermischen. Gründlich vermischen. Den gehackten Spargel unter die Tomatenmischung heben. Nach Belieben mit Salz und Pfeffer würzen. Mindestens 8 Stunden im Kühlschrank marinieren lassen. Allein oder mit anderen Gerichten kalt servieren.

ein Salat aus dunkelgrünem Blattgemüse wie Rucola oder Spinat

Für 2 Personen

Salatbeilagen mit Avocado und Tomate

Bei diesem Salat handelt es sich einfach um Guacamole mit marinierten Tomaten, aber die Kombination aus beidem ergibt eine sehr geschmackvolle Kombination. Er ist köstlich als Salatdressing oder als Dip. Egal, für welche Methode Sie sich entscheiden, denken Sie daran, dass Avocados reich an den Carotinoiden Lutein und Zeaxanthin sind, die beide starke Antioxidantien sind und krebsbekämpfende Eigenschaften haben. Auch in Zwiebeln, Tomaten und Koriander sind krebsbekämpfende Eigenschaften enthalten.

- 2 Tassen gehackte Tomaten

- 1 kleine gehackte Zwiebel

- 3 gehackte Knoblauchzehen

- 2 Esslöffel Olivenöl (kaltgepresst)

- ¼ Tasse Balsamico-Vinaigrette

- 2 Avocados, reif

- Saft von 1 Limette

- ¼ Tasse frischer Koriander, gehackt

- Gewürzt mit Salz und Pfeffer

In einer Rührschüssel Tomaten, Zwiebeln, Knoblauch, Olivenöl und Balsamico-Essig vermischen. Nach Belieben mit Salz und Pfeffer würzen. Zum Marinieren mindestens 4 Stunden in den Kühlschrank stellen. Nach dem Marinieren aus dem Kühlschrank nehmen und abtropfen lassen.

Die Avocados sollten halbiert werden. Das Avocadofruchtfleisch herausschöpfen und in eine Schüssel geben.

Nun, pürieren. Limettensaft und Koriander in einer Rührschüssel vermengen. Die Tomatenmischung gut unterrühren. Mit Salz und Pfeffer abschmecken. Gekühlt servieren.

Für 2-3 Personen

Salat mit braunem Reis und Curry

Dies ist ein faszinierender, knackiger Salat mit dem Bonus von Curry. Curry, Walnüsse, Zwiebeln und Vollkornprodukte haben nachweislich eine krebshemmende Wirkung.

- 1 Becher Joghurtkäse

- 1 Teelöffel Currypulver

- 2 Tassen brauner Reis, gekocht

- 1 gewürfelte grüne Zwiebel

- 1 Apfel, entkernt und gewürfelt 1 Staudensellerie, gewürfelt

- ¼ Tasse Preiselbeeren, trocken

- ¼ Tasse Rosinen

- ¼ Tasse gehackte und geröstete Walnüsse

- 1 Esslöffel roher brauner Zucker

- 2 Esslöffel Rapsöl

- Gewürzt mit Salz und Pfeffer

Joghurt, Käse und Currypulver in einer kleinen Schüssel verrühren. Alle anderen Zutaten in eine große Schüssel geben und gut verrühren. Mit der Joghurtmischung vermengen. Gründlich vermischen. Gekühlt servieren.

Für 3-4 Personen

Salat mit Gerste und Gemüse

Dieses weniger bekannte Gerstenkorn ist reich an Ballaststoffen und kann zur Vorbeugung verschiedener Krankheiten beitragen, darunter Gallenblasenerkrankungen, Diabetes und Herzprobleme. Gerste enthält außerdem Antioxidantien und sekundäre Pflanzenstoffe, die beide bei der Krebsprävention helfen. Dieser Salat kann auf vielfältige Weise verwendet werden. Sie können jedes Gemüse, gekocht oder roh, das Sie im Kühlschrank haben, verwenden.

- 1 kleine geschnittene Zwiebel

- 1 Teelöffel Olivenöl

- 1 Tasse ungekochte Gerste

- 3 Tassen fettarme Hühnerbrühe oder Gemüsebrühe

- 1 kleine geschnittene Zwiebel

- 1 (16 oz.) Dose gewaschene und abgetropfte Kichererbsen (garbanzo beans)

- 1 große Tomate, gewürfelt

- 1 entkernte und in Scheiben geschnittene rote Paprika

- 1 entkernte und in Scheiben geschnittene grüne Paprika

- 1 kleine in Scheiben geschnittene Gurke

- 1 große gehackte Knoblauchzehe

- ¼ Tasse frische Blattpetersilie, gehackt

- ¼ Tasse frischer Koriander, gehackt

- ½ Tasse frische Minze, gehackt

- ½ Tasse Staudensellerie, gehackt

- 1 Limettensaft

- Gewürzt mit Salz und Pfeffer

Die Zwiebel in einer großen Pfanne bei mittlerer Hitze in Öl anbraten, bis sie weich ist. Unter häufigem Rühren kochen, bis die Gerste leicht golden ist. Die Brühe zum Kochen bringen. Die Hitze auf ein niedriges Köcheln reduzieren, den Topf abdecken und 45 Minuten kochen, bis die Gerste weich ist.

Vom Feuer nehmen und 10 Minuten beiseite stellen, bis die Gerste nach Ihrem Geschmack gar ist (ich mag sie al dente). Dann in den

Kühlschrank stellen, bis sie vollständig abgekühlt ist.

Wenn die Gerste abgekühlt ist, mit den anderen Zutaten in einer großen Schüssel vermischen. Gründlich, aber behutsam durchmischen und dann für mindestens 2 Stunden in den Kühlschrank stellen, damit sie abkühlen und sich die Aromen vermischen können. Nach Belieben mit Salz und Pfeffer würzen.

Mit Hackfleisch-Kräuter-Salatdressing oder cremigem Koriander-Salatdressing servieren.

Für 3-4 Personen

Salat mit Rüben

Die meisten Menschen assoziieren rote Rüben mit rotem Gemüse, aber es gibt sie auch in weißer und gelber Form (golden). Ich habe in diesem Rezept goldene Rüben verwendet, aber Sie können auch alle roten Rüben verwenden, wenn Sie keine finden können. Rote Rüben können ein wirksames Krebsbekämpfungsmittel sein. Das Pigment, das der Roten Bete ihre tiefrote Farbe verleiht, hat sich in zahlreichen Tests als wirksamer Krebsbekämpfer erwiesen.

- 2 große Rote Bete

- 2 dicke goldene Rüben

- ¼ Tasse frisches Basilikum, gehackt

- 3 Esslöffel Olivenöl extra vergine

- 3 Esslöffel Balsamico-Vinaigrette

- 1 Esslöffel Dijon-Senf

- ¼ Tasse gehackte Walnüsse

- 3 Tassen Rucola

- Gewürzt mit Salz und Pfeffer

Den Ofen auf 425 Grad Fahrenheit vorheizen. Die Rübenköpfe und -wurzeln abschneiden und das Gemüse gründlich waschen. Die goldenen Rüben von den roten Rüben unterscheiden. Nehmen Sie zwei große Stücke Alufolie und schneiden Sie sie in zwei Hälften (groß genug, um sie umzufalten und die Rüben darin einzuschließen). Legen Sie die roten Rüben in die Mitte des einen Folienstücks und die goldenen Rüben in die Mitte des anderen. Jedes Folienstück umklappen und jedes Paket verschließen, so dass die Rüben fest umschlossen sind. Die Rübenpakete auf ein Backblech legen und 1 Stunde lang backen oder bis die Rüben weich sind.

Um festzustellen, ob sie gar sind, stechen Sie mit der Spitze eines scharfen Messers eine Rübe durch die Folie. Die Rüben sind gar, wenn das Messer leicht hinein gleitet. Nehmen Sie die Rüben aus dem Ofen und lassen Sie sie abkühlen, während sie noch in Folie eingewickelt sind. Wenn die Rüben kalt genug sind, um sie zu verarbeiten, öffnen Sie vorsichtig die Folienverpackungen. Die Haut der Rüben lässt sich leicht abziehen, wenn Sie sie in kaltem Wasser massieren. Schneiden Sie die Rüben in Scheiben und geben Sie die roten Rüben in eine kleine Schüssel und die goldenen Rüben in eine andere kleine Schüssel.

In einer separaten großen Schüssel das Olivenöl, den Balsamico-Essig und den Senf verrühren. Die Rote Bete, das Basilikum und die Walnüsse vorsichtig unterheben. Nach Belieben mit Salz und Pfeffer würzen. Auf einem Bett aus Rucola servieren.

Für 3-4 Personen

Salat mit Möhren und Rosinen

Laboruntersuchungen haben ergeben, dass der Verzehr von Karotten das Risiko einer Krebserkrankung verringert. Hat Ihnen Ihre Mutter nicht immer gesagt, dass sie gesund für Sie sind? Karotten enthalten Falcarinol, ein natürliches Insektizid, das sie vor

Pilzbefall schützt. Karotten sind praktisch die einzige Quelle dieses Moleküls in der menschlichen Ernährung, und dieser Bestandteil trägt nachweislich zur Krebsprävention bei, wenn er frisch verzehrt wird.

- 4 Tassen geschredderte Möhren

- 1 Tasse gehackte Ananas (frisch oder aus der Dose)

- 1 großer gewürfelter Apfel

- 1 Tasse Rosinen

- ¼ Tasse gehackte Walnüsse

- ¼ Tasse gehackter Sellerie

- 1 Tasse Joghurtkäse (24 Stunden im Kühlschrank abtropfen lassen)

- 3 Esslöffel Mayonnaise (leicht)

- 1 Esslöffel roher brauner Zucker

- Gewürzt mit Salz und Pfeffer

Alle Zutaten in einer großen Schüssel verrühren. Vor dem Servieren abkühlen lassen. Dieser Salat schmeckt viel besser, wenn er über Nacht im Kühlschrank ruht, damit sich die Aromen vermischen können.

Für 3-4 Personen

Krautsalat mit Cole Slaw

Dieser Salat ist konventioneller als der indische Gewürzsalat, aber er ist auch ein Kraftpaket gegen Krebs. Er enthält mehrere krebshemmende Nährstoffe.

Krautsalat

- 4 Tassen geschredderter Rotkohl

- 4 Tassen geschredderter Grünkohl

- 1 mittelgroße rote Zwiebel, in dünne Scheiben geschnitten

- 2 geraspelte Möhren

- eine Tasse Rosinen

- 2 gewürfelte Äpfel

- Gewürzt mit Salz und Pfeffer

Sauce

- 3 TASSE JOGURT UND KÄSE (24 Stunden lang im Kühlschrank abtropfen lassen)

- 3 Esslöffel mildes Olivenöl oder Rapsöl

- ¼ Tasse unraffinierter brauner Zucker

- ½ TASSE APFEL-GURKEN-ESSIG

- 1 Teelöffel Staudenselleriesamen

- 1 Teelöffel Senfkörner

- 2 gehackte Knoblauchzehen

Alle Zutaten für den Krautsalat in einer großen Rührschüssel vermengen. In einer kleinen Rührschüssel alle Zutaten für die Sauce mit einem Schneebesen glatt rühren. Die Soße unter die Salatzutaten mischen. Mit Salz und Pfeffer abschmecken. Vor dem Servieren kühl stellen. Die Sauce schmeckt viel besser, wenn sie über Nacht im Kühlschrank ruht, damit sich die Aromen vermischen können.

Für 4-6 Personen

Salat mit Zitrus-Ingwer-Dressing

Zitrusfrüchte sind reich an Ballaststoffen und Vitamin C. In einer japanischen Studie wurde der Verzehr von Zitrusfrüchten mit einem geringeren Risiko für die meisten bösartigen Erkrankungen in Verbindung gebracht. Dies ist ein herrlicher Salat, perfekt für den Sommer oder um die Winterdepression zu vertreiben.

- 2 Mandarinen

- 1 Orange, Nabel

- 1 Grapefruit (rosa)

- 1 Tasse gehackte frische Ananas

- 1 Apfel, geschält und in Stücke geschnitten

- 2 fein gehackter Schnittlauch

- 1/4 Tasse gehackte Walnüsse

- ½ TASSE JOGHURT KIRSCHE

- 1 Teelöffel frische Ingwerwurzel, gerieben

- Saft von 1 Orange

- die Schale von 1 Orange

- 1 Teelöffel Tahini

- 1 Teelöffel Honig

- Gewürzt mit Salz und Pfeffer

Von den Mandarinen, Orangen und Grapefruits so viel wie möglich vom weißen Kerngehäuse entfernen. In mundgerechte Stücke schneiden. Zusammen mit Ananas, Apfel, Schnittlauch und Walnüssen in einer großen Schüssel mischen. Für das Ingwer-Dressing Joghurt-Käse, Ingwerwurzel, Orangensaft, Schale, Tahini und Honig in einer kleinen Schüssel vermischen. Mit dem Schneebesen glatt rühren. Nach Belieben mit Salz und Pfeffer würzen. Über das Obst gießen und alles gut durchmischen. Vor dem Servieren kühl stellen.

Für 3 - 4 Personen

Salat mit Koteletts

Die meisten Schnittsalate enthalten Eisbergsalat, der hauptsächlich aus Wasser besteht. Dieser geschnittene Salat wird mit Grünkohl und Rucola zubereitet, zwei Kreuzblütlern, die nachweislich zur Vorbeugung bestimmter bösartiger Erkrankungen beitragen. Ein gehackter Salat hat ein gutes Gefühl. Dieser Salat ist ein Sammelsurium aus verschiedenen Zutaten. Wählen Sie das Gemüse aus, das Sie möchten. Achten Sie nur darauf, dass Sie alles fein schneiden. Genießen Sie Ihr Lieblingsdressing!

- 1 Tasse fein gehackter Grünkohl

- 1 Tasse fein gehackter Spinat

- 1 Tasse grob gehackter Rucola

- ½ Pfund Champignons, grob zerkleinert

- 2 große Tomaten, entkernt und grob gewürfelt

- 1 große Karotte, in grobe Scheiben geschnitten

- 1 große Staudenselleriestange, grob geschnitten

- ½ Tasse grob gehackte schwarze Oliven

- 1 fein geschnittene rote Zwiebel

- 1 (15½ Unzen) Dose abgetropfte Kichererbsen (Garbanzabohnen)

- ¼ Tasse frisches Basilikum, gehackt

- 1 Esslöffel frischer Oregano, gehackt

Alle Zutaten in einer großen Schüssel mischen. Zum Servieren mit dem Salatdressing anrichten und gekühlt servieren.

Für 3 - 4 Personen

Salat mit weißen Eiern

Ab und zu habe ich Lust auf ein gutes, altmodisches Eiersalat-Sandwich. Das kann ich. Sie werden das Eigelb nicht vermissen, weil es so viel Geschmack hat! Erfüllen Sie mir den Wunsch, auch wenn ich nicht mehr das Fett esse, das die altmodische Version mit sich bringt. Sie werden

- 8 mittelgroße Eier

- ¼ Tasse gehackter Sellerie

- ¼ Tasse gehackte Zwiebeln

- ¼ Tasse gehackte rote Paprika

- ¼ Tasse gehackte Tomaten

- 1 kleine geriebene Karotte

- 1 Esslöffel Mayonnaise-Dressing (fettfrei)

- 3 Esslöffel Joghurtkäse

- 1 Esslöffel Dijon-Senf

- Gewürzt mit Salz und Pfeffer

Die Eier in einen Topf geben. Mit kaltem Wasser bis zu einem Zentimeter über den Eiern bedecken. Schnell zum Kochen bringen. 10 Minuten bei schwacher Hitze köcheln lassen. Die Eier vom Herd nehmen und unter kaltem Wasser abspülen, um ein weiteres Anbraten zu verhindern. Klopfen Sie auf das Ei, um die Schale aufzubrechen, und nehmen Sie die Schale ab.

Das Eigelb entfernen und das Eiweiß beiseite stellen. Bereiten Sie das Eiweiß vor, indem Sie es zerkleinern. Das gehackte Eiweiß mit den anderen Zutaten mischen. Nach Belieben mit Salz und Pfeffer würzen. In den Kühlschrank stellen, bis es ganz kalt ist. Als Sandwich auf einfachem Weizenvollkornbrot oder in einem Weizenvollkornfladen servieren.

Für 3 -4 Personen

Salat mit Fenchel

Fenchel ist ein Gemüse, das in den Vereinigten Staaten zu wenig genutzt wird, was aber nicht so sein sollte. Er hat einen leichten Lakritzgeschmack und ist reich an Antioxidantien. Fenchel enthält auch den Phytonährstoff Anethol und ist reich an Ballaststoffen. Vitamin C. Anethol hat sich in Tests als entzündungshemmend erwiesen und hilft, der Entstehung von Krebs vorzubeugen. Dies ist ein köstlicher Salatgenuss.

2 Fenchelknollen, in ¼-Zoll-Streifen geschnitten
- 3 Orangen, geschält und in mundgerechte Stücke geschnitten

- 1/4 Tasse Rosinen

- 1 fein geschnittene rote Zwiebel

- 2 Teelöffel Olivenöl

- 2 Esslöffel Essig (Rotwein)

- 1 Esslöffel Dijon-Senf

- Gewürzt mit Salz und Pfeffer

Für die Vinaigrette das Öl, den Essig, den Senf, das Salz und den Pfeffer in einer kleinen Schüssel vermischen. In einer großen Schüssel den Fenchel, die Orangen, die Rosinen und die Zwiebel mischen. Schwenken Sie die Fenchelmischung mit der Vinaigrette, um sie einzuarbeiten. Gekühlt servieren.

Für 2-3 Personen

Krautsalat mit indischen Gewürzen

Diese vierfache Bedrohung enthält vier krebsbekämpfende Zutaten: Kohl, Knoblauch, Zwiebeln und Kurkuma! Außerdem enthält es Omega-3-Fettsäuren aus dem Öl. Abgesehen davon schmeckt er auch noch sehr gut. Sein einzigartiger Geschmack macht ihn zu einer ausgezeichneten Beilage oder einem Salat für den ersten Gang.

Krautsalat

- 2 Tassen zerkleinerter Rotkohl

- 2 Tassen geschredderter Grünkohl

- 1 kleine zerkleinerte Fenchelknolle

- 1 fein geschnittene kleine rote Zwiebel

- 1 geraspelte Möhre

- ½ Tasse Rosinen

- 1 großer gewürfelter Apfel

- mit Salz und Pfeffer gewürzt

Sauce

- 1 Tasse Joghurtkäse (24 Stunden im Kühlschrank abtropfen

lassen)

- 2 Esslöffel mildes Olivenöl oder Rapsöl

- 2 zerdrückte Knoblauchzehen

- 1 Esslöffel roher brauner Zucker

- 1 Zitrone Saft

- 1 Esslöffel Kreuzkümmel

- ½ Teelöffel Kurkuma

- 2 Teelöffel Tahinisauce

- 1 Teelöffel Selleriesamen

Alle Zutaten für den Krautsalat in einer großen Rührschüssel vermengen. In einer kleinen Rührschüssel alle Zutaten für die Sauce mit einem Schneebesen glatt rühren. Die Soße unter die Salatzutaten mischen. Mit Salz und Pfeffer abschmecken.

Vor dem Servieren abkühlen lassen. Es schmeckt viel besser, wenn es über Nacht im Kühlschrank ruht, damit sich die Aromen vermischen können. Im Kühlschrank hält es sich eine Woche lang und schmeckt immer noch gut.

Für 4 - 6 Personen

Mischen Sie diesen Krautsalat 50/50 mit einem Gartensalat und würzen Sie ihn mit Olivenöl und Essig für einen echten Gourmetgenuss. Er eignet sich hervorragend als Mittagssalat!

Salat mit Kartoffeln

Kartoffeln sind gar nicht so schlecht für Sie. Allerdings haben sie einen schlechten Ruf, weil sie manchmal auf schädliche Weise gekocht werden und weil man sie mit ungesunden Belägen überhäuft. Weiße Kartoffeln enthalten Vitamine, Mineralien und sekundäre Pflanzenstoffe. Süßkartoffeln sind reich an Antioxidantien und enthalten Beta-Carotin und Vitamin C. Probieren Sie also bei Ihrem nächsten Grillfest oder Picknick diese gesündere Version eines alten Lieblingsgerichts.

- 3 große Idaho-Kartoffeln, ungeschält

- 1 geschälte große Süßkartoffel, in 1-Zoll-Würfel geschnitten

- 1 große geschnittene Zwiebel

- 2 Stangen Staudensellerie, gewürfelt

- 3 große Knoblauchzehen, gehackt

- 1 entkernte und in Scheiben geschnittene rote Paprika

- 1 entkernte und in Scheiben geschnittene grüne Paprika

- 1 Tasse Joghurtkäse (24 Stunden im Kühlschrank abtropfen lassen)

- ¼ Tasse Mayonnaise (leicht)

- ¼ Tasse glatte Petersilie, gehackt

- 2 Esslöffel frischer Dill, gehackt

- 2 Teelöffel Olivenöl

- 1 winzige Jalapeo-Schote, entkernt und grob gehackt (optional)

- Gewürzt mit Salz und Pfeffer

Die Idaho-Kartoffeln mit einer Gabel einstechen und in der Mikrowelle weich kochen. Aus dem Ofen nehmen und zum Abkühlen beiseite stellen, bis sie sich leicht anfassen lassen. Wenn die Würfel kalt genug sind, um sie anzufassen, schneiden Sie sie in 1-Zoll-Würfel.

Die Süßkartoffel in der Mikrowelle erwärmen, bis sie weich ist. Beiseite stellen.

Das Olivenöl, den Knoblauch und die Zwiebeln in einer großen Pfanne vermengen. Unter häufigem Wenden bei mittlerer Hitze kochen, bis die Zwiebeln zu karamellisieren beginnen, etwa 20 Minuten. Vom Herd nehmen und zum Abkühlen beiseite stellen.

Die Kartoffeln und Zwiebeln sowie die anderen Zutaten in eine große Schüssel geben. Gründlich vermischen. Mit Salz und Pfeffer abschmecken. Vor dem Servieren kühl stellen.

Für 4 - 6 Personen

Salat mit Grünkohl, Tomaten und Avocado

Dies ist ein wunderbarer Salat. Die Aromen harmonieren gut in dieser köstlichen und nahrhaften Mahlzeit.

- 2 Tassen gehackte Tomaten

- 2 zerdrückte Knoblauchzehen

- 2 Esslöffel frisch gehacktes Basilikum

- 2 Teelöffel Olivenöl

- 2 Esslöffel Balsamico-Vinaigrette

- 1 großes Bündel Grünkohl, gewaschen und gehackt

- 1 gehackte reife Avocado

- Gewürzt mit Salz und Pfeffer

Tomaten, Knoblauch und Basilikum in einer Schüssel mischen. Olivenöl und Balsamico-Essig in einer Schüssel mischen. Gründlich vermischen. Mindestens zwei Stunden lang in den Kühlschrank stellen, damit die Tomaten marinieren können.

Nach dem Marinieren der Tomaten diese mit dem Grünzeug und der Avocado kombinieren. Gründlich vermischen. Mit Salz und Pfeffer nach Geschmack würzen.

Für 2 Personen

Marinierte Tomaten

Tomaten enthalten Lycopin, ein Antioxidans, das freie Radikale bekämpft. Diese kleine Beilage enthält außerdem Knoblauch und Olivenöl, beides krebshemmende Nährstoffe. Diese Tomaten sind nicht nur gesund, sondern auch sehr einfach zuzubereiten und geben jedem Gericht einen reichhaltigen, herzhaften Geschmack. Sie eignen sich hervorragend als Beilage, über Salat oder in einem gemischten Salat. So einfach, so lecker und so gesund für Sie.

1 Pfund gehackte Tomaten (Ich bevorzuge es, meine Sorten zu mischen, um eine breite Palette von Geschmäckern anzusprechen. Ich verwende eine Vielzahl von Tomaten, darunter Kirsch-, Pflaumen-, gelbe und schwarze Tomaten. Kombinieren Sie mit Tomaten, die gerade Saison haben, und haben Sie keine Angst, zu experimentieren).

- 1 große Knoblauchzehe, zerdrückt

- ¼ Tasse frisches Basilikum, gehackt

- ¼ Tasse frischer Koriander, gehackt

- 2 Esslöffel Balsamico-Vinaigrette

- 2 Esslöffel Olivenöl (kaltgepresst)

- Gewürzt mit Salz und Pfeffer

Alle Zutaten mischen und etwa eine Stunde vor dem Servieren in den Kühlschrank stellen, damit sich die Aromen vermischen können. Vor dem Servieren noch einmal gut durchrühren.

Mit Salz und Pfeffer abschmecken.

Für 2 -3 Personen

Salat mit gebratenem Brokkoli

Brokkoli ist reich an den Vitaminen C und A sowie an Carotinoiden, Ballaststoffen, Kalzium und Folsäure. Außerdem ist er eine gute Quelle für sekundäre Pflanzenstoffe, die auf ihre krebshemmende Wirkung hin untersucht werden. Dieser Salat ist nahrhaft, schmackhaft und ein Favorit in der Firma.

- 4 Tassen Brokkoliröschen, bissfest gekocht, abgespült und abgekühlt

- ¼ Tasse natives Olivenöl extra

- 3 gehackte Knoblauchzehen

- 3 Esslöffel ungesalzene, geröstete Sonnenblumenkerne

- 1 gewürfelte rote Zwiebel

- 1 gehackte Stange Staudensellerie

- 1 Tasse gewaschene und abgetropfte Kichererbsen aus der Dose

- 3 Esslöffel Rosinen

- Gewürzt mit Salz und Pfeffer

Den Backofen auf 400°F vorheizen. Die Brokkoliröschen in einer großen Schüssel mit Olivenöl und gehacktem Knoblauch bestreichen. Die Röschen auf ein Backblech oder eine Bratpfanne legen und unter regelmäßigem Wenden rösten, bis sie weich und knusprig sind (al dente). Nach dem Herausnehmen aus dem Ofen abkühlen lassen. Wenn die Röschen abgekühlt sind, mischen Sie sie mit den anderen Zutaten in einer großen Rührschüssel. Alle Zutaten leicht, aber gründlich durchschwenken, um sie zu vermischen. Nach Belieben mit Salz und Pfeffer würzen. Gekühlt servieren und mit dem cremigen Koriander-Dressing übergießen.

Für 4 Personen

Salat mit Spinat, Champignons und gegrillten Zwiebeln

Dies ist eine Variation eines traditionellen Spinatsalats (ohne Speck!). Wenn die Zwiebeln vorher gegrillt und warm auf dem Salat serviert werden, erhält die Mahlzeit eine neue Geschmacksdimension. Spinat ist reich an Vitaminen, Mineralien und Phytonährstoffen und wird mit einem geringeren Krebsrisiko in Verbindung gebracht.

- 1 große gehackte rote Zwiebel

- 1 Teelöffel Olivenöl

- 12 Unzen Babyspinat, geputzt

- 8 Unzen weiße Champignons in Scheiben geschnitten

- ¼ Tasse getrocknete Kirschen, ungesüßt

- ¼ Tasse gehackte und geröstete Walnüsse

Die Zwiebeln in Olivenöl in einem kleinen Topf bei schwacher Hitze anbraten. Unter gelegentlichem Rühren kochen, bis die Zwiebeln zu karamellisieren beginnen (etwa 20 Minuten). Vom Herd nehmen. Während die Zwiebeln braten, den Spinat, die Pilze, die Kirschen und die Walnüsse in einer großen Schüssel mischen. Mit Honig-Senf-Dressing oder Mohn-Dressing anmachen und die karamellisierten Zwiebeln unterheben. Servieren, solange die Zwiebeln noch warm sind.

Für 3 - 4 Personen

Salat mit gebratenem Mais

Mais gibt es schon seit Hunderten von Jahren, und das hat einen guten Grund. Er enthält wenig gesättigte Fette und Cholesterin und ist reich an Ballaststoffen. Mais gibt es in verschiedenen Farben, darunter gelb, weiß, blau, lila und rot. Gegrillter Mais ist eine verlockende Delikatesse für den Sommer. Im Gegensatz zu Fleisch können Sie Ihr Gemüse nach Herzenslust grillen, ohne Angst vor der Entstehung von Karzinogenen zu haben.

- 6 große, geschälte Maiskolben

- 3 gehackte Knoblauchzehen

- 2 Esslöffel frischer Koriander, gehackt

- 2 Esslöffel frische Blattpetersilie, gehackt

- 1 gehackte rote Paprika

- 1 gehackte grüne Paprika

- 1 kleine geschälte, entkernte und in Stücke geschnittene Gurke

- 3 gehackte grüne Zwiebeln

- 1 kleine geschnittene rote Zwiebel

- 1 Zitrone, entsaften und auspressen

- 1 Limette, ausgepresst und geschält

- 1 Stangensellerie, fein gehackt

- ½ Tasse Olivenöl, kaltgepresst

- ¼ Tasse Balsamico-Vinaigrette

- Mit Olivenöl besprühen

- Gewürzt mit Salz und Pfeffer

Den Grill auf hohe Hitze vorheizen. Die Maiskolben mit Olivenölspray bestreichen, bis sie gleichmäßig bedeckt sind.

Für 5 Minuten auf den vorgeheizten Grill legen, dann auf mittlere Hitze herunterschalten. Die Maiskolben weiter rösten, dabei häufig wenden, bis sie schön gebräunt und weich sind.

Nach dem Herausnehmen vom Grill abkühlen lassen. Wenn der geröstete Mais abgekühlt ist, den Maiskolben herausnehmen und die Kolben entsorgen. Den Mais in eine große Rührschüssel geben. Alle übrigen Zutaten in einer Rührschüssel vermengen. So lange schwenken, bis das Gemüse gleichmäßig bedeckt ist. Nach Belieben mit Salz und Pfeffer würzen. Gekühlt servieren.

Für 4 bis 6 Personen

Salat mit gebratenem Gemüse

Dieser Salat ist flexibel und kann mit fast jeder Gemüsekombination zubereitet werden, obwohl ich Wurzelgemüse bevorzuge. Mehrere Studien haben ergeben, dass der Verzehr von Wurzelgemüse das Auftreten von Nierenkrebs verringern kann. Wurzelgemüse ist einfach zuzubereiten, preiswert und im Kühlschrank lange haltbar. An einem kalten Winterabend ist dieser Salat ein herzhaftes Gericht.

- 2 große Möhren, geschält und in Scheiben geschnitten

- 1 Zwiebel, in 1-Zoll-Stücke geschnitten

- 6 geviertelte rote Kartoffeln

- 1 abgeschnittenes, gewaschenes und gehacktes Leck

- ½ Tasse kaltgepresstes Olivenöl

- 2 mittelgroße geschälte Rüben, in ½-Zoll-Stücke geschnitten

- 2 Fenchelknollen, geputzt und in ½-Zoll-Stücke geschnitten

- 4 gehackte Knoblauchzehen

- ¼ Tasse Balsamico-Vinaigrette

- ¼ Tasse frische Blattpetersilie, gehackt

- ¼ Tasse frischer Schnittlauch, gehackt

- Mit Olivenöl besprühen

- Gewürzt mit Salz und Pfeffer

Heizen Sie den Ofen auf 350 Grad Fahrenheit vor.

Möhren, Zwiebeln, Kartoffeln, Lauch, Fenchel und Knoblauch in einer großen Schüssel mit ¼ Tasse Olivenöl vermischen. Das Gemüse auf den Boden einer Bratpfanne oder eines großen Backblechs geben und 30 Minuten lang backen. Etwa eine Stunde lang braten, dabei das Gemüse ab und zu mit einem Spatel umrühren.

Die Rüben auf einem kleineren Backblech ausbreiten. Mit Olivenöl besprühen und auf einem anderen Rost in den Ofen schieben (die Rüben müssen separat gegart werden, damit sich die Farbe der Rüben nicht ausbreitet). Eine weitere Stunde rösten, dabei die Rüben ab und zu mit einem Spatel umrühren.

Das Gemüse aus dem Ofen nehmen, wenn es weich ist, und in eine große Rührschüssel geben (die Rote Bete nicht dazugeben). Lassen Sie das Gemüse 20 Minuten lang abkühlen. Das restliche Olivenöl, den Balsamico-Essig, die Petersilie und den Schnittlauch unterrühren, bis alles gut vermischt ist. Nach Belieben mit Salz und Pfeffer würzen. Die Rote Bete vorsichtig unterheben und mindestens 8 Stunden lang im Kühlschrank durchkühlen lassen.

Auf einem Bett aus herzhaftem Grünzeug servieren.

Für 6 Personen

Salat mit Lachs

Das ist einer meiner Lieblingssalate für den Sommer. Sie können den Salat nach Belieben belegen, aber ich ziehe es vor, ihn einfach zu halten, damit die Aromen des Lachses und der Salatsoße besser zur Geltung kommen.

Lachs ist reich an Omega-3-Fettsäuren, und Studien haben gezeigt, dass Omega-3-Fettsäuren Entzündungen verringern und das Krebsrisiko mindern können. Kreuzblütler haben ebenfalls krebshemmende Eigenschaften, und Rucola ist eine von ihnen.

- 4 (4 Unzen) Wildlachsfilets

- ½ Teelöffel Knoblauchgranulat

- Gewürzt mit Salz und Pfeffer

- 3 Unzen Rucola

- 2 Tassen Babyspinat

- 2 mittelgroße gewürfelte Tomaten

- ½ Salatgurke, in dünne Scheiben geschnitten

- 6 fein geschnittene frische Basilikumblätter

- ½ Tasse entsteinte schwarze Oliven

- Salatdressing mit Honigsenf

- Mit Olivenöl besprühen

Das Garen von Fisch bei großer Hitze kann, wie das Garen von Fleisch, krebserregend sein. Deshalb ist es wichtig, ihn langsam zu garen.

Es empfiehlt sich, den Fisch in Folie bei geringer Hitze zu garen.

Den Grill oder Backofen auf 300 Grad F vorheizen.

Die Fischfilets sollten gut gewaschen und mit Olivenölspray besprüht sein. Den Fisch mit Salz und Pfeffer würzen und mit dem granulierten Knoblauch bestreuen. Den Fisch in Folie wickeln (einzeln oder in Gruppen) und auf dem Grill oder im Backofen garen. Je nach Größe des Filetstücks 10-15 Minuten garen.

Während der Fisch gart, den Rucola, das Blattgemüse, die Tomaten, die Gurken, das Basilikum und die Oliven in einer großen Schüssel mischen. Mit dem Honig-Senf-Dressing mischen, bis alles gut vermischt ist. Nach Belieben mit Salz und Pfeffer würzen. Verteilen Sie die Salate gleichmäßig auf vier große Teller.

Wenn der Fisch gar ist, nehmen Sie ihn aus der Folie und legen Sie ihn auf verschiedene Salate.

Mit einer Scheibe knusprigem Knoblauchbrot servieren.

Für 4 Personen

PIZZAS

Pizza mit Knoblauchsalat

Pizza ist eines meiner Lieblingsessen. Sie sind sehr flexibel, und die einzige Grenze ist Ihre Kreativität! Ich habe ein Rezept für Vollkornpizzateig beigefügt, der einfach zuzubereiten und gut zu lagern ist. Ich habe ein paar Teigkugeln eingefroren und kann sie auftauen, um ein schnelles und einfaches Abendessen zuzubereiten. Sie können auch gekauften Pizzateig verwenden, wenn er mit Nährstoffkomponenten zubereitet ist. Das ist nicht ganz einfach, denn die meisten handelsüblichen Pizzateige werden mit Weißmehl, Zucker und gehärteten Ölen hergestellt, die Sie alle vermeiden möchten. Am besten bereiten Sie Ihre Pizzateige vor und frieren sie für die spätere Verwendung ein.

Obwohl ich meine Pizzasauce selbst herstelle, können Sie, wenn Sie es eilig haben, stattdessen auch eine gekaufte Sauce verwenden. Jede vegetarische, fettarme Pizza- oder Spaghettisauce würde ausreichen. Wenn Sie jedoch die Zeit haben, ist eine selbst gemachte Soße viel besser und dauert nur etwa 10-15 Minuten. Ich habe mein bewährtes Rezept zur Verfügung gestellt.

Ich mache gerne Pizzas auf dem Grill. Wenn Sie einen haben, werden Sie feststellen, dass er dazu beiträgt, die Unordnung in der Küche auf ein Minimum zu reduzieren. Es macht viel Spaß, auf diese Weise zu kochen, und man kann den Grill benutzen, ohne sich Gedanken über krebserregende Stoffe zu machen! Wenn du keinen Grill hast, kannst du sie stattdessen auch backen. Ich verwende ein Pizzaschaufel, um meine Pizzen schnell in den Ofen und aus dem Ofen zu befördern, aber wenn Sie kein Pizzaschaufel haben, können Sie den Teig auch auf ein Abkühlgitter legen und das Abkühlgitter direkt in den Ofen oder Grill stellen.

Pizzen können eine gesunde und leckere Ergänzung zu Ihrer Ernährung sein, wenn Sie über den Tellerrand von Peperoni und Käse hinausschauen. Dies ist eine fantastische Möglichkeit, Gemüse zu essen. Ich habe ein paar meiner Lieblingsrezepte zusammengestellt, aber die Möglichkeiten sind grenzenlos!

Pizzakruste aus Vollkorn

- 2 Pakete aktive Trockenhefe

- ¾ Tasse Wasser (110-115 F.)

- 3½ Tassen weißes Vollkornmehl

- 2 Teelöffel roher brauner Zucker

- ¾ Tasse Soja- oder fettfreie Milch (110-115 F.)

- 1 Teelöffel Meersalz

- 1 Teelöffel Olivenöl

- Bestäuben mit Weizenvollkornmehl

- Ausrollen eines ½-Zoll-Kreises mit Maismehl

- Mit Olivenöl besprühen

In einer kleinen Schüssel die Hefe in Wasser auflösen. Eine 10-minütige Ruhezeit einplanen.

In einer Rührschüssel Mehl, braunen Rohzucker und Salz vermischen (Sie können einen Mixer mit Knethaken verwenden oder den Teig auf die altmodische Weise von Hand kneten). Während des Mischens nach und nach die Milch, die Hefe und das Öl hinzufügen, bis der Teig eine Kugel bildet.

Streuen Sie Mehl auf den Tisch und legen Sie den Teig auf die Arbeitsfläche. Kneten Sie den Teig etwa fünf Minuten lang oder bis er glatt ist. Eine große Rührschüssel mit Olivenölspray einsprühen. Den Teig in die Schüssel geben, mit Frischhaltefolie abdecken und an einem warmen Ort etwa eine Stunde lang ruhen lassen, bis sich die Größe des Teigs verdoppelt hat. Den Teig nach dem Ausklopfen noch einmal 30 Minuten aufgehen lassen.

Den Teig in vier gleiche Hälften teilen. Jede Hälfte ergibt eine 12-Zoll-Pizza. Die Arbeitsfläche sollte mit Maismehl bestreut sein. Rollen Sie den Teig aus und ziehen Sie ihn zu einem 12-Zoll-Kreis. Wenn Sie ein Pizzaruder haben, bestäuben Sie es mit Maismehl, bevor Sie den ausgerollten Teig darauf legen, oder legen Sie den Pizzateig auf ein Kühlgestell. Jetzt können Sie ihn mit den guten Sachen füllen!

Dieses Rezept ergibt vier (12-Zoll) Krusten.

Soße für Pizza

Denken Sie daran, dass Tomaten, Knoblauch und Basilikum nachweislich das Risiko einiger bösartiger Erkrankungen verringern.

- 6 mittelgroße gewürfelte Tomaten

- 1 große Knoblauchzehe, gehackt

- ¼ Tasse frisches Basilikum, gehackt

- ½ Teelöffel getrockneter Oregano

- 1 Tomatensauce

- 1 Teelöffel brauner Zucker, roh

- Gewürzt mit Salz und Pfeffer

- Mit Olivenöl besprühen

Eine Pfanne mit Olivenölspray einsprühen. Die Tomaten und den Knoblauch hineingeben. Auf kleiner Flamme köcheln lassen, bis das Wasser in den Tomaten verdunstet ist. Nach dem Hinzufügen der anderen Zutaten noch 5 Minuten kochen. Beiseite stellen.

Vier (12-Zoll) Pizzen finden Platz.

Pizza mit Knoblauchsalat

Wer würde auf die Idee kommen, Salat auf seine Pizza zu legen? Ich auf jeden Fall! Diese Pizza wird mit einem einfachen Rezept für gemischten Salat zubereitet, aber Sie können ruhig kreativ sein und es nach Ihren Wünschen abändern.

- 1 Pizzakruste aus Vollkorn

- 3 Esslöffel Olivenöl

- 3 Knoblauchzehen, gehackt

- 1 mittelgroß geschnittene Zwiebel

- 2 Esslöffel geriebener fettarmer Käse

- Der Parmesankäse

- 1/4 Tasse geriebener Käse (teilentrahmter Mozzarella, Veggie- oder Sojakäse)

- Bestäuben mit Maismehl

- 1 Tasse Rucola-Blätter

- 1 Tasse Salat (gemischt)

- 2 gehackte Tomaten

- ½ Salatgurke, in dünne Scheiben geschnitten

- ¼ Tasse frisches Basilikum, gehackt

- 3 Esslöffel Olivenöl

- 3 Esslöffel Balsamico-Vinaigrette

- mit Salz und Pfeffer gewürzt

Den Ofen auf 400°F vorheizen. In einem kleinen Kochtopf 1

Esslöffel Olivenöl und die Zwiebel erhitzen.

Bei mittlerer Hitze in einer Pfanne anbraten. Kochen, bis die Zwiebel glasig ist. Nach dem Einrühren des Knoblauchs zum Abkühlen beiseite stellen.

Etwas Maismehl auf eine Pizzaschaufel streuen. Den ausgerollten Pizzateig auf die Schaufel oder ein Abkühlgitter legen, das mindestens so groß ist wie der ausgerollte Teig. Den Teig direkt auf den Ofenrost in der Mitte des vorbereiteten Ofens schieben oder das Abkühlgitter mit der Schaufel in die Mitte des vorgeheizten Ofens stellen. 3 Minuten backen oder bis der Teig etwas fest ist. Sobald der Belag auf der Pizza ist, können Sie sie einfach von der Schaufel oder vom Abkühlrost nehmen.

Wenn der Teig etwas hart ist, nehmen Sie ihn vorsichtig mit einem Spatel aus dem Ofen oder entfernen Sie das Kühlgitter. Schalten Sie den Ofen nicht aus. Den Teig mit dem restlichen Olivenöl bepinseln und die Knoblauch-Zwiebel-Mischung gleichmäßig verteilen, dabei einen Rand von 12 cm frei lassen. Mit den beiden Käsesorten belegen.

Die Pizza wieder in den Ofen schieben. 7-10 Minuten länger backen, oder bis die Kruste knusprig und der Käse geschmolzen ist. Regelmäßig nachsehen. Grünzeug, Tomaten, Gurken und Basilikum in einer mittelgroßen Schüssel mischen, während die Pizza backt. Den Salat mit Olivenöl und Essig anmachen. Nach Belieben mit Salz und Pfeffer würzen.

Die Pizza aus dem Ofen nehmen und mit dem Salat belegen. Zum Schneiden der Pizza einen Pizzaschneider oder ein großes Messer verwenden.

Für 2 Personen

Pizza mit gegrilltem Spargel und Champignons

Das ist eine faszinierende Mischung, die ich im Sommer, wenn Spargel Saison hat, sehr gerne mag. Hier können Sie Ihrer

Kreativität freien Lauf lassen. Die Vielfalt der verfügbaren Gemüsesorten ist fast grenzenlos.

- 1 Pizzakruste aus Vollkorn

- 1 Bund Spargel, in 1-Zoll-Stücke geschnitten

- 8 Unzen frische Champignons in Scheiben geschnitten

- 2 Teelöffel Olivenöl

- Gewürzt mit Salz und Pfeffer

- 4 große frische Basilikumblätter, gehackt

- ½ TASSE PIZZAZUCKER

- eine Vierteltasse geriebener Käse (teilentrahmter Mozzarella, Veggie- oder Sojakäse)

- Bestäuben mit Maismehl

Den Backofen auf 400°F vorheizen. Spargel und Champignons in einer Auflaufform mischen. Mit Olivenöl beträufeln, salzen und pfeffern und so schwenken, dass das Gemüse bedeckt ist. Das Gemüse auf einer Grillpfanne oder in einer Pfanne bei mittlerer Hitze garen, bis es gar ist. Die Pfanne vom Herd nehmen.

Etwas Maismehl auf eine Pizzaschaufel streuen. Den ausgerollten Pizzateig auf die Schaufel oder ein Kühlgestell legen, das mindestens so groß ist wie der ausgerollte Teig. Den Teig mit der Schaufel direkt auf den Ofenrost schieben.

Das Kuchengitter in die Mitte des vorgeheizten Ofens schieben oder das Kuchengitter in die Mitte des vorbereiteten Ofens stellen. 3 Minuten lang backen oder bis der Teig etwas fest ist.

Wenn der Teig etwas hart ist, nehmen Sie ihn vorsichtig mit dem Paddel aus dem Ofen oder entfernen Sie das Kühlgitter. Die Pizzasoße in die Mitte des Teigs geben und verteilen, dabei an allen Seiten einen Rand von 12 Zoll frei lassen.

Das Gemüse und das Basilikum gleichmäßig auf dem Kuchen verteilen. Verteilen Sie den Käse gleichmäßig auf der Pizza. Die Pizza wieder in den Ofen schieben. 7-10 Minuten länger backen, oder bis die Kruste knusprig und der Käse geschmolzen ist. Regelmäßig kontrollieren, damit nichts anbrennt. Auf eine große Platte legen, mit einem Pizzaschneider oder einem großen Messer in Scheiben schneiden und servieren!

Für 2 Personen

Pizza mit Tomate und Basilikum

Diese Pizza enthält nur wenige Grundzutaten, aber sie ist trotzdem ein Hit. Besonders gut schmeckt sie im Sommer auf dem Grill, wenn das Basilikum frisch ist und die Tomaten in Hülle und Fülle vorhanden sind.

- 1 Pizzakruste aus Vollkorn

- 2 Tassen Kirschtomaten, halbiert

- 4 frisch gewaschene und geschnittene Basilikumblätter

- ½ TASSE PIZZAZUCKER

- Eine Vierteltasse geriebener Käse (teilentrahmter Mozzarella, Gemüse- oder Sojakäse)

- Gewürzt mit Salz und Pfeffer

Heizen Sie den Ofen auf 400°F vor. Etwas Maismehl auf eine Pizzaschaufel streuen. Den ausgerollten Pizzateig auf die Schaufel oder ein Abkühlgitter legen, das mindestens so groß ist wie der ausgerollte Teig. Den Teig direkt auf den Rost in der Mitte des vorbereiteten Ofens gleiten lassen oder den Rost mit der Schaufel in die Mitte des vorgeheizten Ofens stellen. 3 Minuten backen oder bis der Teig etwas fest ist. Den Teig mit dem Pizzaschieber aus dem Ofen nehmen oder das Abkühlgitter entfernen, wenn er etwas hart ist. Schalten Sie den Ofen nicht aus. Die Pizzasoße in die Mitte des

Teigs geben und verteilen, dabei an allen Seiten einen Rand von 12 Zoll frei lassen. Die Tomaten und das Basilikum gleichmäßig auf der Sauce verteilen. Nach Belieben mit Salz und Pfeffer würzen. Den Käse gleichmäßig auf den Tomaten und dem Basilikum verteilen.

Die Pizza wieder in den Ofen schieben. 7-10 Minuten länger backen oder bis die Kruste knusprig ist und der Käse geschmolzen ist. Regelmäßig kontrollieren, damit nichts anbrennt. In Scheiben schneiden und auf einem großen Teller servieren.

Für 2 Personen

Pizza aus Mexiko

Dies ist eine einzigartige Interpretation eines traditionellen Gerichts. Es enthält alle Geschmacksrichtungen der mexikanischen Küche und die Güte von Bohnen, Zwiebeln und Tomaten.

- 1 Pizzakruste aus Vollkorn

- 1 mittelgroß geschnittene rote Zwiebel

- ¼ Tasse abgetropften Zuckermais aus der Dose

- 1 Teelöffel Olivenöl

- ½ (15 oz.) fettfreie gebratene Bohnen

- ¼ Tasse abgetropfte Salsa

- ½ Dose (7 oz.) grüne Chilischoten

- ½ Tasse gehackte schwarze Oliven

- 1 Tasse gehackte frische Tomaten

- ¼ Tasse frischer Koriander, gehackt

- 2 Esslöffel frischer Oregano, gehackt

- ¼ -Tasse geriebener Käse (teilentrahmter Mozzarella, Gemüse oder Soja)

- Gewürzt mit Salz und Pfeffer

- Nach Geschmack, gehackter Jalapeo (optional)

Heizen Sie den Ofen auf 400°F vor. Etwas Maismehl auf eine Pizzaschaufel streuen. Den ausgerollten Pizzateig auf die Schaufel oder ein Abkühlgitter legen, das mindestens so groß ist wie der ausgerollte Teig. Den Teig direkt auf den Rost in der Mitte des vorgeheizten Ofens schieben oder den Rost mit dem Pizzaschieber in die Mitte des Ofens stellen.

Backofen vorheizen. 3 Minuten backen oder bis der Teig etwas fest ist.

Wenn der Teig etwas hart ist, nehmen Sie ihn vorsichtig mit einem Spatel aus dem Ofen oder entfernen Sie das Kühlgitter. Schalten Sie den Ofen nicht aus. Die gebratenen Bohnen in die Mitte des Teigs geben und gleichmäßig auf dem Teig verteilen, so dass an allen Seiten ein Rand von 12 cm bleibt. Die Salsa auf den Bohnen verteilen, dann die grünen Chilischoten darüber geben. Die sautierten Zwiebeln und Tomaten gleichmäßig auf den restlichen Zutaten verteilen, dann die Oliven auf die Pizza legen. Mit Koriander und Oregano bestreuen und mit einer Schicht Käse bedecken, dabei an allen Seiten einen Rand von etwa 12 cm frei lassen.

Die Pizza wieder in den Ofen schieben. 7-10 Minuten länger backen oder bis die Kruste knusprig ist und der Käse geschmolzen ist. Regelmäßig kontrollieren, damit nichts anbrennt. Auf eine große Platte legen, mit einem Pizzaschneider oder einem großen Messer in Scheiben schneiden und servieren!

Für 2 Personen

Pizza mit Pesto

Was könnte besser sein als Pesto und Tomaten? Beide enthalten krebsbekämpfende Eigenschaften und sind köstlich! Wenn man die stückigen Tomaten weglässt, erhält man eine große, volle Pizza mit einem köstlichen Biss.

- 1 Pizzakruste aus Vollkorn

- ¼ TASSE PESTOZUCKER

- Eine Vierteltasse geriebener Käse (teilentrahmter Mozzarella, Veggie- oder Sojakäse).

- 4 Pflaumentomaten, in 12-Zoll-Stücke geschnitten

- 6 Unzen gekochtes zerkleinertes weißes Hühnerfleisch (optional)

- Mit Rapsöl besprühen

Heizen Sie den Ofen auf 400°F vor. Etwas Maismehl auf eine Pizzaschaufel streuen. Den ausgerollten Pizzateig auf die Schaufel oder ein Abkühlgitter legen, das mindestens so groß ist wie der ausgerollte Teig. Schieben Sie den Teig mit der Schaufel direkt auf den Rost in der Mitte des vorgeheizten Ofens oder stellen Sie den Rost in die Mitte des vorbereiteten Ofens. 3 Minuten backen oder bis der Teig etwas fest ist. Den Teig vorsichtig aus dem Ofen nehmen, aber den Ofen nicht ausschalten. Die Pesto-Sauce gleichmäßig auf der Pizza verteilen, dabei einen Rand von 12 cm frei lassen. Die Tomaten und das zerkleinerte Hühnerfleisch (falls verwendet) gleichmäßig auf der Pizza verteilen, dabei einen Rand von 1/2 Zoll frei lassen. Mit dem Käse bestreuen. Die Pizza wieder in den Ofen schieben. 7-10 Minuten länger backen, oder bis die Kruste knusprig und der Käse geschmolzen ist. Regelmäßig nachsehen.

Für 2 Personen

Pizza mit gebratenen Paprika und Zwiebeln

Wenn ich Fleisch gegessen habe, habe ich gerne ein italienisches Wurstsandwich mit gebratenen Zwiebeln und Paprika gegessen. Italienische Wurst ist zwar nicht mehr Teil meiner Ernährung, aber der Geschmack dieser köstlichen Paprika muss das nicht sein!

- 1 Pizzakruste aus Vollkorn

- ½ grüne Paprika in Julienneschnitt

- ½ rote Paprika in Julienneschnitt

- ½ gelbe Paprika in Julienneschnitt

- 1 in Juliennescheiben geschnittene Zwiebel

- 4 frische Basilikumblätter, gehackt

- 1 Teelöffel gehackter frischer Oregano

- 2 Teelöffel Olivenöl

- ½ TASSE PIZZAZUCKER

- ¼ -Tasse geriebener Käse (teilentrahmter Mozzarella, Gemüse oder Soja)

- Gewürzt mit Salz und Pfeffer

Den Ofen auf 400°F vorheizen. Paprika und Zwiebeln in einer Auflaufform mischen. Mit Olivenöl beträufeln und mit Salz und Pfeffer würzen. Um das Gemüse zu panieren, alle Zutaten in einer großen Rührschüssel vermengen. Bei mittlerer Hitze kochen, bis das Gemüse al dente ist. Die Pfanne vom Herd nehmen.

Etwas Maismehl auf eine Pizzaschaufel streuen. Den ausgerollten Pizzateig auf die Schaufel oder ein Kühlgestell legen, das mindestens so groß ist wie der ausgerollte Teig.

Den Teig direkt auf den Rost in der Mitte des vorbereiteten Ofens gleiten lassen oder das Abkühlgitter mit dem Rührgerät in die Mitte des vorgeheizten Ofens stellen. 3 Minuten backen oder bis der Teig etwas fest ist.

Wenn der Teig etwas hart ist, nehmen Sie ihn vorsichtig mit einem Spatel aus dem Ofen oder entfernen Sie das Kühlgitter. Schalten Sie den Ofen nicht aus. Die Pizzasoße in die Mitte des Teigs geben und verteilen, so dass an allen Seiten ein Rand von 12 Zoll bleibt. Das gekochte Gemüse gleichmäßig auf der Sauce verteilen, dann den Käse darüber geben.

Die Pizza wieder in den Ofen schieben. 7-10 Minuten länger backen oder bis die Kruste knusprig ist und der Käse geschmolzen ist. Regelmäßig kontrollieren, damit nichts anbrennt. Auf eine große Platte legen, mit einem Pizzaschneider oder einem großen Messer in Scheiben schneiden und servieren!

Für 2 Personen

Pizza mit gebratenem Gemüse

Ich habe diese Gemüsesorten ausgewählt, aber Sie können jedes beliebige Gemüse verwenden, das Sie mögen.

- 1 Pizzakruste aus Vollkorn

- 5 Teelöffel Olivenöl

- 2 Tassen Brokkoli, in 1-Zoll-Würfel geschnitten

- 2 Tassen Blumenkohl, in 1" Würfel geschnitten

- 2 Möhren, geschält und in 1-Zoll-Stücke geschnitten

- 1 Zwiebel, in 1-Zoll-Würfel geschnitten

- 1 große Tomate, gewürfelt

- Gewürzt mit Salz und Pfeffer

- 2 große gehackte Knoblauchzehen

- 4 große frische Basilikumblätter, gehackt

- 1 Esslöffel gehackter frischer Oregano

- ¾ -Tasse geriebener Käse (teilentrahmter Mozzarella, Gemüse- oder Sojakäse)

- 2 Esslöffel geriebener fettarmer Käse

- Der Parmesankäse

- Bestäuben mit Maismehl

Den Ofen auf 400°F vorheizen. Brokkoli, Blumenkohl, Karotten und Zwiebeln in einer Schüssel mischen. Mit Olivenöl beträufeln, mit Salz und Pfeffer würzen und durchschwenken, damit das Gemüse bedeckt ist. Das Gemüse in eine 9 x 13 große Auflaufform geben und im vorgeheizten Backofen 30 Minuten backen. 30 Minuten backen, oder bis das Gemüse bissfest ist. Ab und zu mit einem großen Löffel umrühren, damit das Feuer nicht ausbricht. Nehmen Sie die Form aus dem Ofen.

Etwas Maismehl auf eine Pizzaschaufel streuen. Den ausgerollten Pizzateig auf die Schaufel oder ein Abkühlgitter legen, das mindestens so groß ist wie der ausgerollte Teig. Den Teig direkt auf den Ofenrost in der Mitte des vorbereiteten Ofens schieben oder das Abkühlgitter mit der Schaufel in die Mitte des vorgeheizten Ofens stellen. 3 Minuten backen oder bis der Teig etwas fest ist. Sobald der Belag auf der Pizza ist, können Sie sie einfach von der Schaufel oder dem Abkühlrost nehmen. Wenn der Teig etwas fest ist, nehmen Sie ihn vorsichtig mit einem Spatel aus dem Ofen oder entfernen Sie das Abkühlgitter. Schalten Sie den Ofen nicht aus.

Den Knoblauch mit 2 Esslöffeln Olivenöl vermengen und auf dem Pizzateig verteilen, dabei einen Rand von 12 Zoll frei lassen. Oregano und Basilikum gleichmäßig über den Teig streuen, dann das Gemüse gleichmäßig über die Kräuter und den Käse über das Gemüse verteilen. Weitere 7-10 Minuten backen, bis die Kruste knusprig ist und der Käse geschmolzen ist. Mit Parmesankäse garnieren, in Scheiben schneiden und servieren! Regelmäßig einchecken.

Für 2 Personen

www.ingramcontent.com/pod-product-compliance
Lightning Source LLC
Chambersburg PA
CBHW060518030426
42337CB00015B/1936